Sandy Taikyu

VEGAN ZUM GLÜCK

10 GUTE GRÜNDE
für eine rein pflanzliche Ernährungsweise

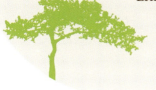

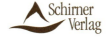

Schirner Verlag

ISBN 978-3-8434-5129-1

Sandy Taikyu Kuhn Shimu:
Vegan zum Glück
10 gute Gründe für eine rein
pflanzliche Ernährungsweise
© 2015 Schirner Verlag, Darmstadt

Umschlag: Simone Fleck, Schirner, unter Verwendung von # 284686580 (desk006), # 216555283 (wow. subtropica), # 129278579 (Golbay)
www.shutterstock.com
Layout: Simone Fleck, Schirner
Lektorat: Katja Hiller, Schirner
Printed by: Ren Medien GmbH, Germany

www.schirner.com

1. Auflage Oktober 2015

Alle Rechte der Verbreitung, auch durch Funk, Fernsehen und sonstige Kommunikationsmittel, fotomechanische oder vertonte Wiedergabe sowie des auszugsweisen Nachdrucks vorbehalten

Inhalt

Vorwort	6
Einführung	10
Erster Grund – Tieferes Verständnis	18
Zweiter Grund – Bessere Beweglichkeit	24
Dritter Grund – Stabiles Gewicht	30
Vierter Grund – Leben erhalten	36
Fünfter Grund – Frei sein	44
Sechster Grund – Fit im Kopf	50
Siebter Grund – Verantwortung übernehmen	56
Achter Grund – Bewusster leben	62
Neunter Grund – Vielfalt und Genuss	70
Zehnter Grund – Bessere Gesundheit	76
Meine Schweizer Lieblingsrezepte	**82**
Älpler Nudeln mit Semmelbrösel	86
Bauern-Rösti	88
Bircher-Müsli mit Dinkel-Crunchy	90
Bündner Gerstensuppe	92

Gehacktes mit Nudeln, Apfelmus und Reibekäse	94
Käse-Fondue	96
Karottenkuchen	98
Magenbrot	100
Zopf	102
Zürcher Geschnetzeltes	104
Vegane Ersatzprodukte	106
Mein Schlusswort oder So habe ich es geschafft!	107
Danksagung	110
Zur Autorin	111

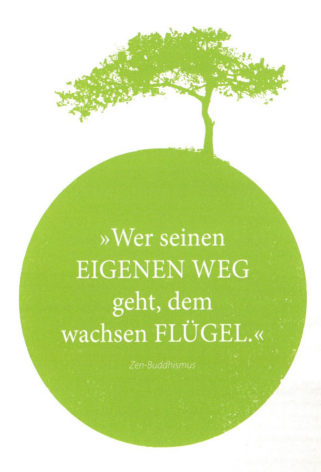

»Wer seinen EIGENEN WEG geht, dem wachsen FLÜGEL.«

Zen-Buddhismus

Gewidmet all den Menschen, die auf der Suche nach wahrer innerer und äußerer Befreiung sind

In tiefer Dankbarkeit und Verbundenheit
Mai 2015

Vorwort

Als Beraterin und Lehrerin für asiatische Lebens- und Bewegungskünste komme ich täglich mit vielen Menschen in Kontakt. Immer wieder werde ich auch auf meine Lebens- und Essgewohnheiten angesprochen. In den meist interessanten Gesprächen und manchmal auch herausfordernden Diskussionen mit meinen Schülerinnen und Schülern begegne ich vielen Dogmen, Standardaussagen und offenen Fragen. Ich nehme Unsicherheiten und Vorurteile wahr und erkenne, dass einer rein pflanzlichen, also veganen Ernährung viele Missverständnisse und Halbwahrheiten im Wege stehen. Es gibt mittlerweile eine Vielzahl von wunderbaren veganen Kochbüchern, die wirklich keine Wünsche mehr offen lassen und selbst den verwöhnten Gourmet-Gaumen mit einem 6-Gang-Menü zufrieden, glücklich und satt stimmen. Ich beschränke mich deshalb in diesem Buch weitgehend auf die theoretischen Hintergründe. Sie erfahren, warum eine vegane Ernährung glücklich macht. Außerdem teile ich mit Ihnen meine »veganisierten« Lieblingsrezepte aus meiner Schweizer Heimat. Lernen Sie meine persönlichen zehn guten Gründe kennen, warum ich mich rein pflanzlich ernähre und so begeistert, froh, ausgeglichen, zufrieden, energievoll und belebt bin!

In diesem Ratgeber geht es weder darum, die vegane mit der herkömmlichen, also der tierischen Ernährung zu vergleichen oder zu bewerten, noch darum, eine Klassifizierung vorzunehmen, welche Ernährung die beste oder die gesündeste ist. Auch liegt es mir fern, Sie mit wissenschaftlichen Studien zu langweilen, zu begeistern oder zu überzeugen. Ich möchte Sie ganz einfach an meinen Gedanken teilhaben lassen, Sie mit meinen ganz persönlichen Erfahrungen und mit meinem Wissen konfrontieren und Sie mit meinen Ausführungen zum Reflektieren und Hinterfragen anregen. Wenn daraus Ihr persönlicher Wunsch, die Einsicht oder die Notwendigkeit zu einer Nahrungsumstellung entsteht, bin ich glücklich. Zufrieden und dankbar bin ich bereits, wenn Sie ein größeres Verständnis für andere Ernährungs- und Lebensweisen erhalten, über Ihre Essgewohnheiten nachdenken und ganz allgemein bewusster einkaufen, kochen und essen.

»Wenn du zurück zur QUELLE willst, musst du GEGEN DEN STROM schwimmen.«
Zen-Buddhismus

Ich bin immer wieder von Neuem überrascht, wie Menschen auf meine vegane Ernährungsweise reagieren. In meiner Heimat, der Schweiz, stoße ich noch sehr oft auf Widerstand, Ablehnung und Unverständnis, die leider meist auf Unwissenheit und Ignoranz zu-

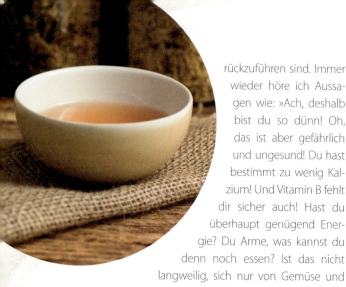

rückzuführen sind. Immer wieder höre ich Aussagen wie: »Ach, deshalb bist du so dünn! Oh, das ist aber gefährlich und ungesund! Du hast bestimmt zu wenig Kalzium! Und Vitamin B fehlt dir sicher auch! Hast du überhaupt genügend Energie? Du Arme, was kannst du denn noch essen? Ist das nicht langweilig, sich nur von Gemüse und Früchten zu ernähren? Macht das Leben so überhaupt noch Spaß? Das ist ja egoistisch! Hast du dabei auch an deine Familie und deine Freunde gedacht? Das ist bestimmt sehr teuer, immer in Bio-Märkten einzukaufen!…«

In Asien hingegen, vor allem in Indien, ist das Bild ein völlig anderes. Ein Großteil der Bevölkerung lebt ohnehin vegetarisch. Gemäß der Europäischen Vegetarier Union ernähren sich rund 40 Prozent der Inder fleischlos.[1] Veganer werden in Indien als »pure vegetarian«, Abkürzung: pure veg, also als »reine Vegetarier« bezeichnet. In fast jedem Restaurant gibt es zusätzlich zur vegetarischen Karte die Möglichkeit, ein veganes Gericht zu bestellen bzw. die vegetarischen Menüs auf vegan abzuändern. Auf meiner Pilgerreise durch Indien und nach Nepal wurde mir als »Pflanzenesserin« großer Respekt und ein liebevolles Interes-

---

1 Vgl. dazu http://www.euroveg.eu/lang/de/info/howmany.php (13.08.2015)

Jedes Problem auf dieser Welt ist ein Beziehungsproblem – und IHRE BEZIEHUNGEN KÖNNEN SIE HEILEN!

Verbinden Sie Ho'oponopono mit dem Familienstellen! So bringen Sie unterschwellige Konflikte ans Tageslicht und können sie mit Liebe heilen.

Denn tief im HERZEN sind wir ALLE miteinander VERBUNDEN.

Jetzt bestellen unter 06151-39183128 · gleich in Ihrer Buchhandlung kaufen · www.schirmer.com

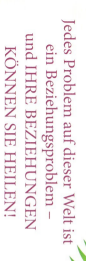

Ulrich Emil Duprée
Ho'oponopono und Familienstellen
Beziehungen verstehen, in Liebe vergeben, Heilung erfahren
160 Seiten, Paperback, farbig, mit zahlr. Abb.
ISBN 978-3-8434-1214-8 | D € 14,95 | A € 15,40

Schirmer Verlag

Alle Angaben werden vertraulich behandelt.
* Der Newsletter kann jederzeit abbestellt werden.

Name/Vorname:

Straße:

PLZ, Ort:

Telefon:

E-Mail:

Geburtsdatum:

Bitte senden Sie mir:

☐ weitere Informationen aus dem Schirner Verlag
☐ den Schirner Newsletter (nur als E-Mail*)
☐ das SPIRIT live & Schirner Magazin

Diese Karte entnahm ich dem Buch:

Würden Sie dieses Buch weiterempfehlen?

Vielen Dank!

Antwort

Schirner Verlag
Elisabethenstr. 20 – 22
D- 64283 Darmstadt

Das Porto übernehmen wir für Sie!

se entgegengebracht: »Oh, das ist aber wunderbar, du verzichtest auf tierische Produkte. Ich kann viel von dir lernen. Danke, dass du aktiv versuchst, die Welt und die Tiere zu schützen. Bitte erzähle mir mehr über deine Entscheidung, vegan zu leben. Was hat sich verändert, seit du auf tierische Produkte verzichtest? Deshalb hast du solch eine energievolle Ausstrahlung. Das ist aber lobenswert und schön! …«

Ich wünsche mir, dass sich die Menschen gegenseitig in ihrer Einzigartigkeit respektieren, wertschätzen und achten, egal, ob Veganer, Vegetarier oder Fleischesser. Jeder sollte das Recht haben, frei zu entscheiden, wie er sich ernähren möchte. Die Konsequenzen, sprich die Wirkungen, spürt und trägt letztlich jeder für sich selbst, sowohl in seinem Körper und seinem Herzen als auch in seinem Geist! Wenn wir mittels Achtsamkeit und der Schulung unseres Geistes, z.B. durch Meditation, zu mehr Bewusstsein, Klarheit und Einsicht gelangen, entwickeln sich Mitgefühl, Verbundenheit und Verantwortungsbewusstsein von selbst. Unser Verhalten wird sich mühelos dahin gehend verändern, dass wir unsere Entscheidungen im Kontext des großen Ganzen fällen und zum Wohle aller fühlender Wesen denken, leben und handeln. Daran glaube ich ganz fest.

Ich wünsche Ihnen viel Freude und Einsicht beim Lesen und danke Ihnen für Ihre Offenheit, Ihre Unvoreingenommenheit und Ihren Respekt.

In Verbundenheit, herzlichst Ihre
Sandy Taikyu Kuhn Shimu

Einführung

Warum es gerade zehn gute Gründe dafür sind, dass die vegane Ernährung mich glücklich macht, kann ich Ihnen nicht beantworten. Wer weiß, vielleicht kommen in den nächsten Jahren noch weitere Argumente dazu. Ich muss gestehen, dass sich die Zahl Zehn »zufällig«, d.h. aufgrund der Gliederung des Buches, ergeben hat. Als dann aber mein näheres Umfeld ebenfalls nachhakte und wissen wollte, weshalb es zehn Gründe sind, ging ich der Bedeutung dieser Zahl nach und geriet bei meiner Recherche schon etwas ins Schmunzeln. Die Zahl Zehn steht für Veränderung, Wandel, Umbruch, Neubeginn und Freiheit. Sie gilt als Wendepunkt und zugleich als die Wurzel im Leben. Sie enthält alle Dinge und Möglichkeiten und verkörpert Vollständigkeit, Ganzheit und die Gesamtheit einer Sache.

Für mich ist die vegane Ernährungsweise auch ein wichtiger Aspekt meines Lebens im Zen-Geist. Als Zen-Buddhistin und Zen-Lehrerin habe ich natürlich eine besondere Beziehung zu diesem Begriff. Einerseits beschreibt Zen einen Lebensweg, d.h. eine Art oder Kunst zu leben, sowie eine meditative Übungstechnik. Andererseits steht Zen aber auch für einen geistigen Zustand und bezeichnet den ursprünglichen, natürlichen Geisteszustand. Ernährung spielt in der Zen-Lehre seit jeher eine bedeutende Rolle. Nicht von ungefähr zollt man dem Tenzo, dem

Koch in einem Zen-Tempel oder Zen-Kloster, Achtung und großen Respekt. Sein handwerkliches Geschick bei der Zubereitung der Speisen, sein Gespür bei der Auswahl und der Zusammenstellung der richtigen bzw. der gesundheitsfördernden Lebens- und Nahrungsmittel und seine geistige Haltung, die von Klarheit, Achtsamkeit, Sorgfalt, Mitgefühl und Weisheit geprägt ist, werden sehr geschätzt. Der Tenzo ist für das Wohl der gesamten Sangha, der Gemeinschaft der Praktizierenden, verantwortlich und stets darum bemüht, ausgewogene, gesunde und nahrhafte Gerichte zu kochen. Und ein harmonisches Essen nährt und unterstützt sowohl den Körper als auch den Geist. Der Tenzo legt also mit seiner Kunst in der Küche einen wichtigen Grundstein dafür, dass die Übenden ausdauernd und konzentriert sowie voller Energie und Leichtigkeit dem Zen-Weg folgen, Meditation praktizieren und den Pfad zum wahren Selbst, zur Buddha-Natur verwirklichen können.

> »BEGINNEN können ist STÄRKE, VOLLENDEN können ist KRAFT.«
> *Laotse*

Jedem Buchstaben des Wortes Zen möchte ich eine Eigenschaft zuordnen, die im Grundsatz genau diese Tugenden verkörpert und einfach und klar ausdrückt, was Essen im Zen-Geist bedeutet:

Z wie Zeitgemäß

Wir leben in einer Welt, in der wir schnell Zugang zu immens großen Informationen erhalten. Wenn wir ehrlich zu uns sind, können wir uns nicht mehr hinter Floskeln verstecken, wie z.B. »Das habe ich nicht gewusst. Das war mir nicht bewusst. Davon hatte ich keine Ahnung«. Wir können Erfahrungen machen, uns austauschen, uns eine eigene Meinung bilden und uns Wissen aneignen. Wenn wir es wirklich wollen, steht es uns jederzeit frei, unsere Ansichten und Wertvorstellungen zu hinterfragen und zu ändern. Die meisten von uns sind in der komfortablen Lage, dass sie selbst entscheiden können, wie, mit wem, was, wann und wo sie einkaufen, kochen und essen wollen. Jederzeit können wir unsere Gewohnheiten überprüfen, unsere Augen, unser Herz und unseren Geist öffnen und uns neu ausrichten. Wir haben die Macht und die Freiheit, genau in diesem Moment einen Entschluss zu fassen. Wir können uns jederzeit ändern, wenn wir es wirklich wollen!

E wie Engagiert

Engagiert bedeutet in diesem Zusammenhang: aufgeschlossen, aufmerksam und empfänglich für Neues, für etwas anderes. Das heißt nicht, wertend oder dogmatisch zu sein, sondern beweglich, weltoffen, berührend und anteilnehmend. Dazu gehört, mit verständnisvoller Hilfe sich selbst und anderen gegenüber eine Ernährung zu finden, die Leben schützt, erhält und stärkt. Engagiert bedeutet aber auch, nicht müde zu werden, über den Tellerrand hinauszublicken, sich für das Wohlbefinden aller einzusetzen, Leiden zu vermindern und Frieden, Verständnis und Mitgefühl zu fördern. Guten Absichten, guten Gedanken müssen gute Taten folgen, nur so können wir uns selbst und die Welt zum Positiven verändern!

N wie Nachhaltig

Nachhaltig bedeutet, sich um das Wohl aller zu kümmern und unsere persönlichen Handlungen im globalen Zusammenhang zu sehen. Es ist entscheidend, dass wir uns der Wechselwirkungen unseres Tuns vollends bewusst sind. Es geht dabei nicht um einen Trend, eine kurzfristige Modeerscheinung, sondern um eine tief greifende und effektive Veränderung unserer Gewohnheiten und Verhaltensmuster. Nachhaltiges Denken, Fühlen, Reden und Handeln setzt die Erkenntnis und das Bewusstsein voraus, dass wir alle untrennbar miteinander verbunden sind. Wir stehen in stetiger Wechselwirkung miteinander und sind voneinander abhängig. Nichts existiert aus sich selbst heraus. Wir alle sind Teil des großen Ganzen. Wir sind und bleiben immer in Beziehung zueinander. Die goldene Regel der Ethik sagt treffend: »Was Sie Ihrem Nächsten antun, das tun Sie sich selbst an!«

Aus der Sicht engagierter Buddhistinnen und Buddhisten und ernsthaft Zen Praktizierender müsste im Grundsatz die erste der fünf Lebensregeln schon völlig als positiver Grund für eine vegane Ernährung ausreichen: »Ich versuche (gelobe), mich darin zu üben, mich des Tötens und Verletzens aller Lebewesen zu enthalten.« Buddha brachte es auf den Punkt, als er zu seinen Schülerinnen und Schülern sprach: »Unser Bestreben ist es, das Leiden zu vermindern und es zu überwinden. Wie aber wollen wir unser Leiden überwinden, wenn wir anderen Leiden zufügen? So, wie wir nach Glück, Sicherheit und Wohlergehen streben, so verdient auch jedes andere Lebewesen unseren Respekt und das gleiche Anrecht auf Unversehrtheit und Frieden. Wir müssen das Leben aller schützen und stets dafür sorgen, den Samen des Mitgefühls, der Achtsamkeit und der Weisheit zu nähren.«

Beantworten Sie jetzt die folgenden Fragen möglichst direkt und ehrlich. Diese Übung lohnt sich, denn sie zeigt Ihnen auf, wie Sie zum Thema Ernährung stehen, welchen Stellenwert Essen für Sie hat, welchen Ernährungsgrundsätzen Sie folgen und welchen Gewohnheitsmustern Sie unterworfen sind. Bitte bewerten Sie Ihre Antworten nicht. Verurteilen, rechtfertigen oder beschönigen Sie nichts. Es geht hier um eine möglichst wertfreie Bestandsaufnahme und um eine Bewusstwerdung, die Kenntnis des Ist-Zustands.

› Welche Bedeutung hat Essen für Sie ganz allgemein?
› Welchen Stellenwert nehmen die einzelnen Mahlzeiten konkret in Ihrem Alltag ein?
› Sind Sie sich immer dessen bewusst, warum Sie essen?
› Wie nehmen Sie normalerweise Ihr Essen zu sich?
› Ist Ihnen immer klar, was Sie essen? Damit meine ich, ob Sie wissen, woher die Lebensmittel kommen, wie Sie angebaut wurden, welche Transportwege sie hinter sich haben und unter welchen Umständen sie angebaut, gepflanzt, gepflegt, gemästet, gedüngt, geerntet oder getötet und verarbeitet wurden.
› Wie fühlen Sie sich körperlich nach einer Mahlzeit?
› Wie ist Ihre emotionale bzw. geistige Verfassung nach dem Essen?
› Wer bestimmt, was, wo und wie viel Sie einkaufen?
› Machen Sie sich Gedanken darüber, ob Ihr Essverhalten anderen Lebewesen Schaden zufügt?
› Leiden Menschen oder Tiere, damit Sie satt werden?
› Was bedeutet für Sie eine gesunde und bewusste Ernährung? Ernähren Sie sich auch nach diesen Grundsätzen?
› Wissen Sie, wie die einzelnen Nahrungsmittel auf Ihren Körper und Geist wirken?

› Wie reagieren Sie, wenn Sie nicht das essen können, worauf Sie gerade Lust haben?
› Können Sie eine gewisse Zeit auf Nahrung verzichten (z. B. fasten)?
› Kommt es vor, dass Sie Frust oder Lust mit speziellen Lebensmitteln kompensieren?
› Essen Sie manchmal zu viel?
› Sind Sie zufrieden mit Ihrem Gewicht?
› Wie ist Ihre Verdauung?
› Nehmen Sie Ihre Mahlzeit auch schon mal im Gehen, Stehen oder vor dem Computer oder dem Fernseher ein?
› Essen Sie lieber allein, oder mögen Sie Gesellschaft?
› Was ist Ihr Lieblingsessen?

»Wir leben nicht, um zu essen; wir essen, um zu leben«, sagte der griechische Philosoph Sokrates. Im Zen werden wir uns dieser Aussage mit den fünf Betrachtungen bewusst, die wir vor dem Essen rezitieren. Die Hintergründe dazu habe ich bereits in meinem Buch »Stark aus der inneren Mitte – Frühstücken im Zen-Geist« erläutert. Gern möchte ich aber an dieser Stelle die bedeutenden Zeilen noch einmal wiederholen, denn sie sind die Grundlage eines tiefen Verständnisses davon, warum und wie wir essen:

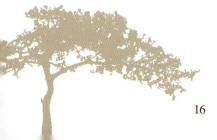

Mögen wir an unser eigenes Handeln denken und daran,
woher diese Nahrung kommt
und wie viel Mühe damit verbunden ist.

Mögen wir überlegen, ob wir wahrhaft Gutes getan haben,
wenn wir diese Nahrung annehmen.

Mögen wir Gier, Wut und Verblendung umwandeln,
indem wir den eigenen Geist zähmen und uns vom
Unheilsamen fernhalten.

Mögen wir diese Nahrung als gute Medizin für unseren
Körper zu uns nehmen.

Wir nehmen diese Nahrung an, um den Weg der Weisheit und
des Mitgefühls zu gehen.

Es spielt keine Rolle, für welche Form der Ernährung wir uns entscheiden. Das tägliche Rezitieren der fünf Betrachtungen schult die Dankbarkeit, fördert die Verbundenheit, vertieft das Bewusstsein und richtet unseren Geist auf das Heilsame, Lichtvolle und Positive aus.

Lassen Sie mich Ihnen nun die zehn guten Gründe erläutern, warum mich vegane Ernährung glücklich macht.

Erster Grund – Tieferes Verständnis

Mit meiner Umstellung von der vegetarischen auf die rein pflanzliche Ernährung ging eine noch intensivere Auseinandersetzung mit den verschiedensten Ernährungsformen einher. Ich hatte nicht nur ein großes Bedürfnis danach, die vegane Ernährung zu verstehen, sondern wollte mich intellektuell auch mit anderen Ernährungsweisen beschäftigen. Ich bin davon überzeugt, dass das Wissen Verständnis und Vertrauen fördert. Wo Klarheit und Kenntnis sind, können Entgegenkommen, Anteilnahme und Mitgefühl entstehen. Diese Erweiterung des sonst eher eingeschränkten und ichbezogenen Blickfeldes schult die Akzeptanz, unterstützt die Einsicht und trägt letztlich zu mehr Harmonie und Frieden bei.

Mir ging es aber nicht darum, die Unterschiede zu bewerten, ein Urteil zu fällen oder meinen Standpunkt zu rechtfertigen. Ganz im Gegenteil: Ich habe versucht, meinen Geist und mein Herz zu öffnen und hinter die Kulissen zu schauen. Das bedeutet nicht, dass ich alles gutheiße, was ich gelesen und in Erfahrung gebracht habe. Die Beweggründe zu kennen, die hinter dem Verhalten einer Person stecken, helfen mir aber, besser zu verstehen, wieso sie so handelt, wie sie eben handelt. Es geht mir viel mehr um die Förderung der menschlichen Qualitäten Toleranz, Rücksichtnahme, Gleichmut und Respekt als um eine Beurteilung von Richtig und Falsch oder Gut und Böse.

> »Großes VERSTEHEN kommt mit großer LIEBE.«
> *Zen-Buddhismus*

Die Ausdehnung meiner eigenen Wahrnehmung erachte ich als sehr entscheidend. Die eigene Beobachtungsgabe zu schulen und Dogmen zu hinterfragen, das ist für mich zentral und wegweisend. Wie kann ich von meinem Umfeld erwarten, es möge mein Verhalten und meine Handlungen verstehen, wenn ich davon ausgehe, dass ich das alleinige Recht auf Wahrheit gepachtet habe? Verhalte ich mich dann nicht genauso wie diejenigen, von denen ich den Eindruck habe, dass sie engstirnig sind, mich nicht ernst nehmen, oberflächlich sind, mich nicht verstehen oder sich hinter ihren Wertvorstellungen verstecken und in ihren Glaubenssätzen gefangen sind?

Die Beschäftigung mit anderen Lebens- bzw. Ernährungsformen hat mich persönlich dankbarer und bescheidener gemacht. Die Falle des Vergleichens schnappt im Alltag sehr schnell zu, und man ist im Netz der Bewertungen und der (Vor-)Urteile gefangen! Allzu oft unterliegt man der Versuchung, sich als etwas Besseres oder Besonderes zu fühlen, nur weil man kein Fleisch isst oder »sogar« ganz auf tierische Produkte verzichtet. Und schon findet man sich im spirituellen und im ethisch-moralischen Wettbewerb wieder. Wie weit ist man im Vergleich mit anderen? Was für ein Unsinn, welch eine egoistische und selbstsüchtige Frage!

Ich habe gelernt, meinen Standpunkt freundlich, sachlich, klar und deutlich zu vertreten und mit den daraus resultierenden Konsequenzen zu leben. Ich kann meine Mitmenschen respektieren, die nicht so denken, fühlen und handeln wie ich. Ich erwarte weder Zustimmung, noch verbiege oder rechtfertige ich mich. Ich weiß lediglich, was ich will, und ich habe das Vertrauen, die Energie, die Gelassenheit und die Stärke, meinen eigenen Weg zu gehen. Gerade weil ich mich auch mit anderen Sicht- und Lebensweisen auseinandergesetzt habe, spüre ich diese innere Gewissheit, Kraft und Ruhe.

TIEFERES VERSTÄNDNIS
Das ist der erste gute Grund,
warum mich vegane Ernährung glücklich macht!

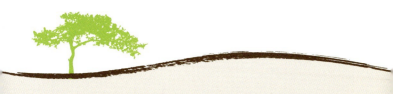

WUSSTEN SIE DAS SCHON?

› Der Begriff »vegan« setzt sich aus »veg« und »an« von »vegetarian« zusammen. Der Ausdruck »vegetarian« wurde von den beiden Wörter »vegatation« (Pflanzenwelt) und »vegetable« (Gemüse bzw. pflanzlich) abgeleitet und taucht seit 1839 auf. Der Begriff »vegan« wurde erstmals vom Engländer Donald Watson (1910–2005) verwendet.

› Am 1. November ist Weltvegantag. Dieser internationale Aktionstag wurde 1994 anlässlich des 50. Jubiläums der Gründung der »Vegan Society« durch Donald Watson eingeführt.

› Es gibt einen Unterschied zwischen veganer Ernährung und veganer Lebensweise. Wer sich vegan ernährt, verzichtet komplett auf tierische Produkte wie Fleisch, Fisch, Geflügel, Milchprodukte, Eier, Honig usw. Er ernährt sich rein pflanzlich. Wer vegan lebt, ernährt sich ebenfalls rein pflanzlich, trägt aber zudem keine Kleidung, die tierische Produkte wie z. B. Wolle, Seide, Pelz, Leder oder Daunen enthält, verwendet keine Kosmetika mit tierischen Inhaltsstoffen und lehnt Tierversuche sowie Nutztierhaltung ab.

› Etwa 4 Prozent der gesamten Weltbevölkerung ernährt sich vegan. Das macht bei 7,2 Milliarden Menschen immerhin beachtliche 288 Millionen Veganer.

Impulse zur Reflexion

› Wie viel Wissen haben Sie über andere Ernährungsformen?

› Ist es gehörtes, angelesenes oder wirkliches, erfahrenes Wissen?

› Wie offen sind Sie gegenüber anderen Ernährungsweisen?

› Was wissen Sie konkret über Ihre eigene derzeitige Ernährungsart?

› Wie stark sind Sie in den eigenen Essgewohnheiten und -mustern gefangen?

› Wie konsequent wenden Sie Ihre Erkenntnisse im Alltag auch an?

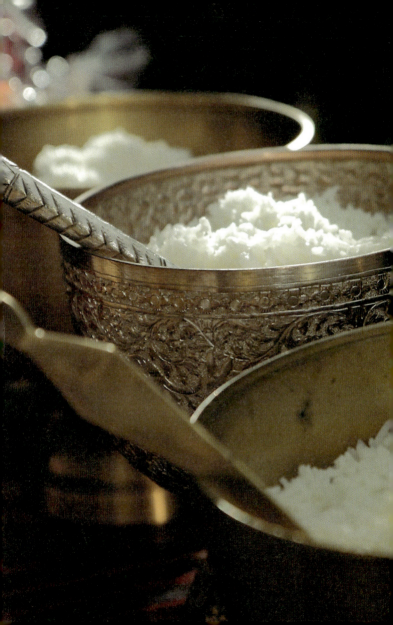

Zweiter Grund – Bessere Beweglichkeit

Meine regelmäßige und anspruchsvolle Unterrichtstätigkeit als Kampfkunst- und Yogalehrerin belastet meinen Körper stark. Ich fordere viel von ihm. Seit einigen Jahren lasse ich mich deshalb regelmäßig von einer Gesundheitstherapeutin massieren. Sie kennt meinen Körper mittlerweile sehr genau und weiß, wo meine Verspannungen, Schwachstellen und Blockaden sitzen.

Nachdem ich mich etwa sechs Wochen lang rein pflanzlich ernährt hatte, sprach sie mich bei einer Behandlung sehr überrascht auf mein verändertes Bindegewebe an. Sie wusste bis dahin noch nichts von meiner Ernährungsumstellung. Ich fragte nach, was sie genau meine, und sie antwortete, dass sich sowohl mein oberflächliches Hautbild als auch das tiefer gelegene Muskel- bzw. Bindegewebe verändert habe. Es sei weicher und durchlässiger geworden. Zudem könne sie eine Zunahme meiner Beweglichkeit feststellen, was sie ebenfalls sehr verblüffte, denn ich verfügte aufgrund meiner beruflichen Tätigkeit bereits über eine relativ gute Flexibilität. Sie meinte, dass sie viel weniger Druck während der Massage ausüben müsse, damit die Energien wieder fließen, sich die Verspannungen lösen und die

Muskeln ihre Geschmeidigkeit wiedererlangen.

Ich war von ihren Aussagen sehr beeindruckt. Natürlich war mir aufgefallen, dass sich meine Beweglichkeit verbessert hatte. Ich hatte weder mein Trainingspensum ausgebaut noch den Inhalt oder die Intensität verändert. Mir war zu diesem Zeitpunkt sehr wohl bewusst, dass eine radikale Nahrungsumstellung nicht nur meinen Geist, sondern auch meinen Körper verändert. Dass dies aber so schnell gehen würde, hat mich überrascht.

> »Was ist die größte WEISHEIT? Das tägliche LEBEN.«
> *Zen-Buddhismus*

Durch die vegane Ernährung hat mein Körper innerhalb weniger Wochen sehr viele Schlacken (Abfallprodukte), Giftstoffe und Ablagerungen abgebaut und ausgeschieden, die sich im Gewebe, in der Muskulatur und in den Gelenken festgesetzt hatten. Selbst hartnäckige Verklebungen des Bindegewebes haben sich gelöst. Ich fühle mich körperlich noch leichter, entspannter, beweglicher und freier. Das Großartige ist, dass die positiven körperlichen Veränderungen anhalten. Mein Körpergefühl hat sich nochmals vertieft und meine Körperwahrnehmung verbessert.

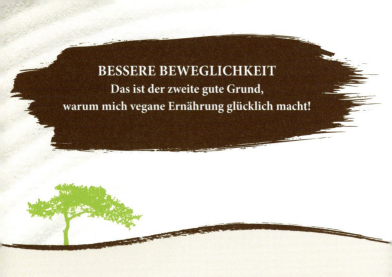

BESSERE BEWEGLICHKEIT
Das ist der zweite gute Grund,
warum mich vegane Ernährung glücklich macht!

WUSSTEN SIE DAS SCHON?

› Bereits ab dem 15. Lebensjahr nimmt die Beweglichkeit eines Menschen ab.

› Je höher die Beweglichkeit ist, desto geringer das Verletzungsrisiko.

› Eine gute Beweglichkeit beugt Verkürzungen der Muskulatur, Versteifungen der Gelenke, Knie- und Hüftproblemen und degenerativen Veränderungen der Wirbelsäule entgegen.

› Eine hohe Flexibilität schenkt im Alltag mehr Sicherheit und ein besseres Körpergefühl.

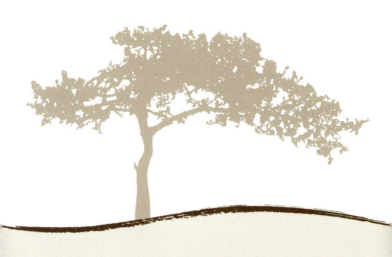

› Das Bindegewebe ist der Grundstein des Körpers und verbindet alle Organe und Körperteile miteinander. Zudem dient es als Energie- und Flüssigkeitsspeicher, schützt vor Kälte und hat eine stützende und stoßdämpfende Funktion. Störungen im Bindegewebe sind unter anderem auch verantwortlich für verstärkte Faltenbildung, Gelenkbeschwerden, Bindegewebsschwäche (z. B. Cellulite, Dehnungsstreifen, Neigung zu Blutergüssen), Rückenschmerzen und Bandscheibenproblemen. Ein gesundes und funktionierendes Bindegewebe ist auch für ein starkes Immunsystem, eine gute Regenerationsfähigkeit und eine intakte Wundheilung zuständig.

› Körperliche Beweglichkeit geht mit geistiger Beweglichkeit einher.

Impulse zur Reflexion

› Würden Sie sich als beweglich bezeichnen?

› Sind Sie zufrieden mit dem Grad an Flexibilität, den Sie zurzeit besitzen?

› Erleiden Sie häufig Verletzungen?

› Leiden Sie unter Funktionseinschränkungen, die durch Rheuma oder Arthrose verursacht werden?

› Haben Sie regelmäßig Rücken-, Gelenks- oder Muskelschmerzen?

› Wie sicher und gut können Sie Ihren gesamten Körper im Alltag bewegen?

› Wie flexibel sind Sie geistig?

› Was tun Sie konkret, um Ihre körperliche und geistige Beweglichkeit zu erhalten oder zu verbessern?

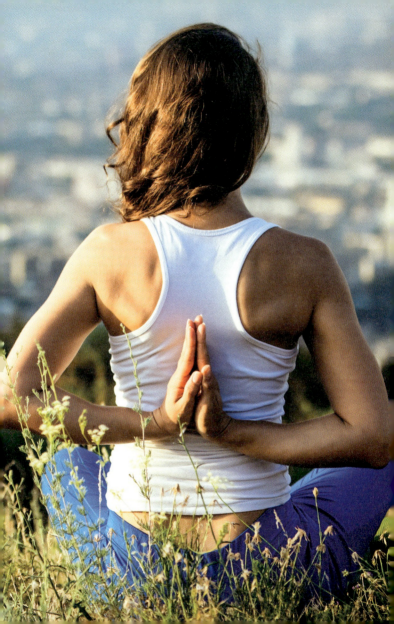

Dritter Grund – Stabiles Gewicht

Bei einer Körpergröße von 1 Meter 68 und einem durchschnittlichen Gewicht von etwa 53 Kilo kann und will ich mich nicht über meinen Körper beklagen. Für mich war schon seit jeher viel wichtiger, wie ich mich in meiner Haut fühle und, vor allem, wie ich meinen Körper bewegen kann, als mich vom Body-Mass-Index, wissenschaftlichen Studien oder unrealistischen Schönheitsidealen und Hochglanzbildern verunsichern oder unter Druck setzen zu lassen. Ein objektiver Blick in den Spiegel ist für mich entscheidender und ehrlicher als eine unbedeutende und zusammenhanglose Zahl auf der Waage.

Trotzdem habe ich in den verschiedenen Lebenssituationen gemerkt, wie sich mein Körper veränderte. Der monatliche Zyklus, Stress oder Reisen wirkten sich immer unmittelbar auf mein Gewicht und auf mein Wohlbefinden aus. Seit ich mich vegan ernähre, sind diese Schwankungen verschwunden. Ich kann mein Gewicht stabil halten und bin keinen Heißhungerattacken mehr unterworfen wie früher.

Ein Grund für diese Veränderung ist sicherlich das Einhalten der drei Essenszeiten – morgens, mittags und abends. Ich esse drei Mal pro Tag möglichst warme, vollwertige, frische (also nicht industriell bearbeitete), abwechslungsreiche, nahrhafte und rein pflanzliche Speisen. Dazu kommt, dass ich zwischen den Hauptmahlzeiten so gut wie nichts mehr nasche, d.h., das Sandwich, die Brezel, etwas Schokolade oder ein Stückchen Kuchen fallen automatisch weg. Denn alles, was man in herkömmlichen Läden oder Bäckereien so bequem und schnell einkaufen könnte, enthält Milchprodukte und/oder Eier.

> »Wenn du erkennst, dass es dir an NICHTS FEHLT, gehört dir die GANZE WELT.«
>
> *Laotse*

Ich habe erstaunt festgestellt, dass ich früher oft, zum Teil sehr unbewusst, auf das kleinste Hüngerchen reagiert habe. Das Angebot an Lebensmitteln, Fast Food, Imbissbuden ist ja mittlerweile wirklich riesig. Man begegnet Essbarem ständig und überall. Selbst die Schweizer Post verkauft am Schalter Lutscher, Kaugummis und Schokoladenriegel!

Da ich weiß, dass ich nicht eben mal schnell etwas kaufen kann, esse ich mich bei den Hauptmahlzeiten wirklich satt. Interessanterweise reicht das völlig aus. Mein Körper und mein Geist haben sich auf diesen Rhythmus wunderbar eingestellt und kommen mittlerweile schon gar nicht mehr auf die Idee, sich zu melden. Sollte ich trotzdem länger unterwegs sein, sind eine Frucht, ein Smoothie oder ein selbst gemachter Müsliriegel mein Begleiter. Zusätzlich habe ich mir auch angewöhnt, in regelmäßigen Abständen ein Glas Wasser zu trinken. Über den Tag verteilt acht Mal 200 ml Wasser decken meinen Flüssigkeitsbedarf sinnvoll ab.

Es ist wichtig, ein echtes Hungergefühl von Frust-, Stress- oder Langeweile-Essen unterscheiden zu lernen. Nicht jedes Hüngerchen muss unmittelbar gestillt und nicht jede Lust sofort befriedigt werden. Gewohnheitsmuster und Kompensationshandlungen schleichen sich hier rasch ein. Der Körper darf und soll wirklich Hunger haben, und es schadet nicht, dieses Gefühl auch einmal auszuhalten.

Durch das Befolgen dieser klaren Grundsätze fühle ich mich sehr wohl in meiner Haut. Ich bin zufrieden mit meinem Gewicht und meinem Körper, und die Waage hat sowieso nur noch einen nostalgischen Wert.

STABILES GEWICHT
Das ist der dritte gute Grund, warum mich vegane Ernährung glücklich macht!

WUSSTEN SIE DAS SCHON?

› Bei einer sinnvollen Ernährungsumstellung bleibt im Gegensatz zu Diäten der gefürchtete Jo-Jo-Effekt aus, und ein beständiges Körpergewicht stellt sich ein.

› Heißes Wasser, über den Tag verteilt getrunken, aktiviert den Stoffwechsel, unterstützt die Entschlackung und stärkt die Verdauungsorgane. Zudem verbessert es die Verdauung, wärmt die innere Mitte, fördert die Entgiftung, reduziert Übergewicht, hilft bei der Entwässerung und unterstützt die Vitalität und die Spannkraft der Haut. Nach einer gewissen Zeit stellt sich wieder ein normales und gesundes Durst- und Hungergefühl ein. In China vertritt man die Ansicht, dass (übermäßiger) Hunger oft ein falsch verstandenes Signal für Durst ist.

› Eine ausgewogene Mahlzeit soll möglichst alle Geschmacksrichtungen, also süß, sauer, salzig, bitter, umami und fettig, enthalten. Ein gut ausgebildeter Geschmackssinn hilft ganz natürlich dabei, sich abwechslungsreich, sinnvoll und abgestimmt zu ernähren.

› Ein normales und stabiles Körpergewicht ist wichtig für die Energiebalance, senkt das Risiko für Bluthochdruck und Altersdiabetes und kann stoffwechselbedingte Erkrankungen günstig beeinflussen bzw. ihnen vorbeugen.

Impulse zur Reflexion

› Fühlen Sie sich wohl in Ihrem Körper und in Ihrer Haut?

› Was löst ein Blick in den Spiegel bei Ihnen aus?

› Wie zufrieden sind Sie mit Ihrem derzeitigen Gewicht?

› Wie viele Diäten haben Sie schon hinter sich?

› Leiden Sie unter dem Jo-Jo-Effekt?

› Kompensieren Sie Emotionen und Gefühle mit Essen?

› Wie ausgewogen sind Ihre Hauptmahlzeiten?
Wie regelmäßig nehmen Sie sie ein?

› Essen Sie oft zwischendurch noch etwas? (Wenn ja, was?)

› Trinken Sie genügend Wasser während des Tages?

› Was tun Sie konkret für Ihr Wunschgewicht?
(Was nehmen Sie körperlich, mental oder auch
finanziell auf sich?)

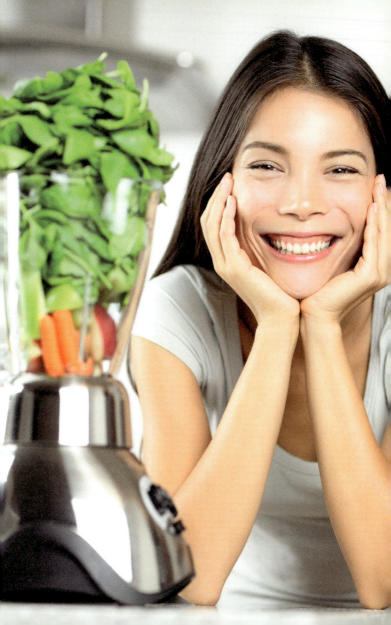

Vierter Grund – Leben erhalten

Ich habe mir lange überlegt, welches Recht ich mir nehme, wenn aufgrund meines Kauf- und Essverhaltens Tiere getötet werden. Ist das richtig, weil ich als Mensch ganz am Ende der Nahrungsmittelkette stehe? Soll ich mir die Natur wirklich untertan machen? Gilt auch hier das darwinistische Prinzip, dass nur der Stärkere gewinnt und überlebt? Ist es dann in Ordnung, wenn das Tier nicht leidet, sprich, sein kurzes Dasein auf Bio-Bauernhöfen und in einer natürlich und artgerechten Umgebung verbringt, bis es zum Schlachthof gebracht wird? Wann aber fängt Leiden an? Wie und wo hört es auf? Wie viel Schmerz erträgt die Welt für die Befriedigung meiner ganz persönlichen Bedürfnisse?

Jedes fühlende Wesen möchte (über-)leben! Die einen instinktiv, die anderen ganz bewusst. Tiere fühlen genau wie wir Menschen Freude, Angst und Schmerz, und auch sie leiden unter Stress und Trauer. Die Angst vor Veränderung und Vergänglichkeit begleitet, beeinflusst und lähmt uns, wenn wir nicht gelernt haben, konstruktiv mit ihr umzugehen, d.h., sie als grundlegenden Bestandteil und auch als sinngebenden Faktor in unserem

Leben zu verstehen und zu integrieren. Dann klammern wir uns an falsche Vorstellungen und Erwartungen, die nicht nur uns über kurz oder lang unermessliches Leid und tiefen Schmerz zufügen, sondern allen anderen Wesen auf der Welt auch.

> »DER WEG liegt nicht im Himmel. Der Weg liegt im HERZEN.«
> *Buddha*

Ich habe mich also ganz konkret und ehrlich gefragt: »Ist es wirklich richtig und natürlich, wenn ich einem Kalb die Milch wegtrinke und dem Huhn die Eier wegnehme? Darf ich einem Schwein oder einem Rind das Leben nehmen? Wer gibt mir das Recht, Fische zu fangen und zu töten? Entscheide ich, wer leben darf und wer sterben muss? Wie viel Schmerz und Leiden kann und will ich zulassen?«

Als ich vegetarisch lebte, war ich davon überzeugt, dass alles in Ordnung sei, solange ich auf Fisch und Fleisch verzichte. Ehrlich gesagt, fühlte ich mich recht wohl und gut mit dieser Entscheidung, bis ich durch Recherchen, Gespräche, Bücher und selbstkritische Überprüfung merkte, dass ich mir in Wahrheit nur etwas vormachte. Wenn es mir wirklich ganz allgemein um das Leid der Tiere geht, fängt das mit der Produktion der Milch an und endet im Hühnerstall. Und dabei geht es nicht »nur« um das Töten, sondern darum, wie wir mit unseren Tieren umgehen, wie wir sie ausbeuten und für unseren Nutzen und unsere Zwecke missbrauchen. An diesem Punkt spielt es absolut keine Rolle, ob bio oder nicht bio!

Mein Bezug zu allen fühlenden Wesen hat sich aufgrund meiner veganen Ernährungsweise nochmals tief greifend verändert. Ich bin sehr glücklich und verspüre einen tiefen inneren Frieden im Wissen darum, dass ich mich täglich bemühe, etwas Leid auf dieser Welt zu mindern. Auch wenn sich das jetzt komisch anhören mag, aber ich sehe nicht nur die Kühe auf der Wiese mit anderen Augen, ich fühle mich auch mit den gackernden Hühnern, den dreckigen Schweinen, den singenden Vögeln, den tanzenden Schmetterlingen, den summenden Bienen, den krabbelnden Käfern und den glitschigen Würmern zutiefst verbunden!

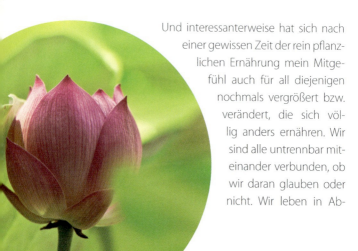

Und interessanterweise hat sich nach einer gewissen Zeit der rein pflanzlichen Ernährung mein Mitgefühl auch für all diejenigen nochmals vergrößert bzw. verändert, die sich völlig anders ernähren. Wir sind alle untrennbar miteinander verbunden, ob wir daran glauben oder nicht. Wir leben in Abhängigkeit von und mit anderen. Deshalb wirkt sich jede Handlung und jede Entscheidung nicht nur auf uns selbst aus, sondern betrifft, verändert und beeinflusst die ganze Welt. Wir können nicht im Glauben an eine getrennte Welt oder ein abgesondertes und eigenständiges Ich überleben, geschweige denn in Frieden, glücklich, harmonisch und zufrieden leben. Früher oder später erfahren wir die Wirkungen unserer Taten und müssen die Konsequenzen unserer Gedanken, Gefühle und Handlungen tragen – ob wir wollen oder nicht.

LEBEN ERHALTEN
Das ist der vierte gute Grund,
warum mich vegane Ernährung glücklich macht!

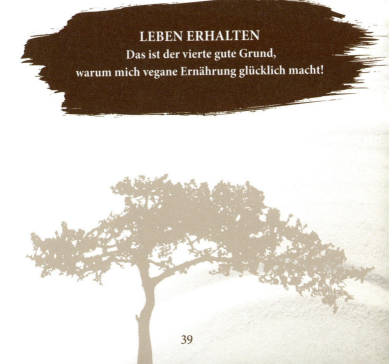

WUSSTEN SIE DAS SCHON?

› Eine Kuh hat normalerweise eine Lebenserwartung von etwa 30 Jahren. Sie wird aber bereits mit 4 bis 5 Jahren geschlachtet.

› Eine Milchkuh muss jedes Jahr befruchtet werden, damit sie Milch gibt. Wie jedes andere Säugetier auch gibt sie nur Milch, wenn sie ein Junges erwartet oder geboren hat.

› Ein Kalb trinkt etwa eine Woche nach der Geburt bereits rund 6 Liter Milch pro Tag. Es wird aber üblicherweise mit einem Ersatz aus Milchpulver und warmem Wasser gefüttert, weil der Mensch die Muttermilch für sich beansprucht.

› Es gibt Berichte von Kühen, die tagelang nach ihrem Jungen geschrien hatten und bis zu 12 Kilometer auf der Suche nach ihrem Nachwuchs zurückgelegt haben, weil sie die Trennung nicht verkraften konnten.

› Eine Gans kann 40 Jahre alt werden, wenn sie nicht nach wenigen Monaten der Mästung bereits dem Metzger zum Opfer fällt.

› Schafe werden als freie Tiere normalerweise 20 Jahre alt, als Nutztiere aber bereits mit 6 Monaten geschlachtet.

› In Deutschland sterben jedes Jahr rund 50 Millionen männliche Küken, in der Schweiz etwa 2 Millionen, weil sie erstens keine Eier legen werden und zweitens wertlos für die fleischproduzierende Industrie sind. Sie werden deshalb entweder lebendig geschreddert oder vergast.

› Schweine können je nach Rasse zwischen 15 und 30 Jahre alt werden. Nutztiere werden aber im Alter zwischen 6 und 9 Monaten geschlachtet, wenn sie bis zur Schlachtreife auf ein Körpergewicht von rund 120 Kilogramm gemästet worden sind.

› Kaninchen erreichen ein Alter von bis zu 10 Jahren, werden in der Nutztierzucht aber schon mit 10 bis 12 Wochen geschlachtet.

Impulse zur Reflexion

> Was bedeuten die Begriffe »Schmerzen«, »Leiden«, »Sterben« und »Tod« für Sie?

> Möchten Sie leiden?

> Möchten Sie sterben?

> Könnten Sie ein Tier selbst töten?

> Haben Sie sich schon einmal Gedanken über Ihre eigene Vergänglichkeit gemacht?

> Wie möchten Sie sterben?

> Welchen Preis – sowohl ethischer als auch finanzieller Natur – sind Sie bereit, für die tierischen Produkte auf Ihrem Teller zu bezahlen?

> Warum nehmen Sie den Tod eines Lebewesens in Kauf?

> Sind Sie auf tierische Produkte wirklich angewiesen? Könnten Sie sich mit dem Gedanken anfreunden, auch sogenannte Haustiere zu essen? Wenn nein, warum nicht? Was unterscheidet diese von den anderen fühlenden Wesen?

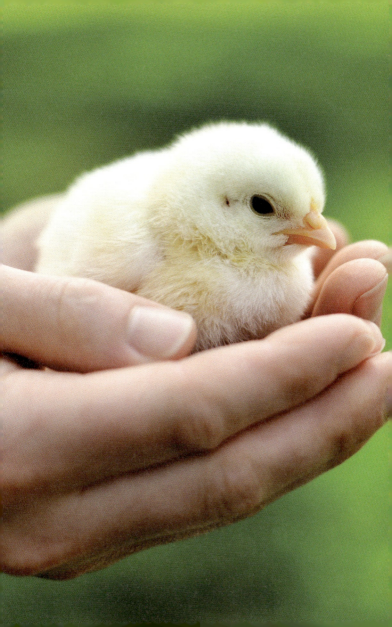

Fünfter Grund – Frei sein

Ich werde immer wieder mit der Vorstellung konfrontiert, dass eine rein pflanzliche Ernährung im Alltag schwierig umzusetzen sei, ein hohes Maß an Wissen voraussetze und viel Zeit, Aufwand und Mühe bereite. Zudem könne man keiner Einladung mehr folgen und müsse immer und überall verzichten.

Vegan einzukaufen und zu kochen braucht genauso viel Verständnis und Zeit wie die herkömmliche Küche. Wer sich gesund, abwechslungs- und nährstoffreich, schmackhaft und ausgewogen ernähren möchte, benötigt ebenfalls Zeit, um frisch und saisonal einzukaufen und die Zutaten zu einem leckeren und harmonischen Gericht zusammenzustellen und zuzubereiten.

Es stimmt natürlich: Wer nur ein Fertiggericht in der Mikrowelle erwärmt, eine Dose geöffnet und den Inhalt auf dem Herd warm gemacht oder eine Fertigpizza in den Ofen geschoben hat, der braucht jetzt mehr Zeit! Das hat aber weniger mit der veganen Ernährung als mit der gesamten Einstellung zum Thema Essen und der Liebe und Hingabe zum Kochen zu tun.

Grundsätzlich kann auch ich jede Einladung annehmen, wenn ich vorher offen und ehrlich kommuniziere, dass ich mich pflanzlich ernähre und was das beinhaltet bzw. auf was ich verzichte. Zu Beginn wissen andere oft nicht genau, worin nun der Unterschied zwischen einer vegetarischen und einer veganen Ernährung liegt. Das Entscheidende im Umgang mit Nicht-Veganern ist eine unvoreingenommene Haltung. Damit meine ich, dass ich keine Ansprüche daran stelle, wie etwas sein muss. Ich nehme eine Einladung ja nicht nur wegen des Essens an, es geht vor allem um das gesellige Zusammensein. Zudem habe ich auch den Mut, zu fragen, ob ich etwas mitbringen darf, damit es für die Gastgeber nicht zu aufwendig wird. Alle, denen das zu viel ist, laden mich sowieso nicht mehr ein. Eine unkomplizierte, erwartungslose, aufgeschlossene Einstellung erachte ich als eines der wichtigsten Kriterien ganz allgemein im Leben und im Umgang mit meinen Mitmenschen.

> »Dinge WAHRZUNEHMEN ist der Keim der INTELLIGENZ.«
> *Laotse*

Die vegane Ernährung ist für mich keineswegs ein Verzicht. In dem Moment, in dem die innere Einstellung wirklich stimmt und ich aus einer klaren, authentischen Überzeugung heraus denke, fühle und handle – und keinem Trend nachjage, keinem Guru folge, weder auf schnellere Erleuchtung aus bin noch aus Eitelkeit oder Schuldgefühlen heraus agiere –, findet tatsächlich Befreiung statt. Der Weg durch den Supermarkt wird leicht, schnell und bequem, weil ich einen Großteil der Waren links liegen lassen kann. Das ist eine echte Erleichterung und vereinfacht das Leben ungemein. Ich sehe nicht, was ich nicht mehr kann oder »darf« – ich dürfte, wenn ich wollte –, sondern, was ich alles nicht mehr kaufen muss!

So betrachtet und verstanden ist die pflanzliche Ernährung kein Extrem und kein Verzicht, streng genommen ist es noch nicht einmal eine Wahl oder eine Entscheidung für oder gegen etwas, sondern die logische Konsequenz einer inneren Auffassung, Gesinnung und Einsicht. Das Maßgebliche dabei ist, dass sie freiwillig ist, und dieses Losgelöstsein von Dogmen ist meiner Meinung nach der einzige wahre Weg zu einer stabilen inneren Mitte und zu einer ursprünglichen und natürlichen Freiheit!

FREI SEIN
Das ist der fünfte gute Grund,
warum mich vegane Ernährung glücklich macht!

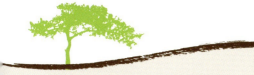

WUSSTEN SIE DAS SCHON?

› In Deutschland ist bei zwei Drittel aller Todesfälle eine falsche Ernährung mitverantwortlich.

› In weniger als 10 Jahren werden rund 75 Prozent aller Todesfälle weltweit durch ungesunde Nahrung und deren Folgen hervorgerufen sein.

› Menschen in ärmeren Ländern ernähren sich wesentlich gesünder als Menschen, die in den Industrienationen leben.

› In deutschen Haushalten wird im Durchschnitt nur noch 6 Stunden pro Woche gekocht.

› Menschen unter 30 und Übergewichtige nehmen sich weniger als 20 Minuten Zeit pro Mahlzeit.

› Sie können eine gesunde, nahrhafte und frische vegane Mahlzeit in weniger als 20 Minuten vorbereiten und kochen.

› Vegetarier und Veganer leben im Durchschnitt 9,5 Jahre länger als Allesesser.

› Freiheit beginnt und endet im Kopf und bedeutet niemals Verzicht oder Kasteiung.

Impulse zur Reflexion

› Wie viel Zeit verbringen Sie pro Mahlzeit in der Küche?

› Kaufen Sie vorwiegend frische Produkte oder Fertigprodukte ein?

› Macht Ihnen Kochen Spaß?

› Was bedeutet für Sie der Begriff »Verzicht«?

› Nach welchen Kriterien kaufen Sie im Supermarkt ein?

› Haben Sie schon einmal nur mit pflanzlichen Lebensmitteln gekocht? Wenn ja, was war das für eine Erfahrung?

› Haben Sie Ernährungsprinzipien? Falls ja, welche? Falls nein, warum machen Sie sich keine Gedanken darüber?

› Sind Sie in Ihrer inneren Mitte?

› Können Sie selbst entscheiden und wählen, was und wie viel Sie kaufen, kochen und essen?

› Fühlen Sie sich frei?

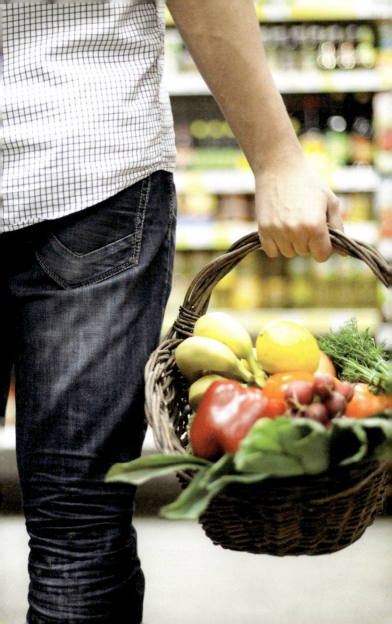

Sechster Grund – Fit im Kopf

Seit ich mich vegan ernähre, benötige ich nur noch sechs Stunden Schlaf pro Nacht, um mich erholt, ausgeruht, munter und frisch zu fühlen. Ich kann mich noch gut an die Aussage meines chinesischen Meisters erinnern, der mir vor Jahren sagte: »Wenn du körperlich und geistig gesund und in Harmonie bist und deine Energie im Fluss ist, benötigst du nur noch vier bis sechs Stunden Schlaf pro Tag!« Ich bin also auf dem richtigen Weg und habe noch etwas Potenzial.

Obwohl ich weniger schlafe, habe ich viel mehr Energie. Früher benötigte ich mindestens acht Stunden Schlaf. Morgens hatte ich oft das Gefühl, durch den Fleischwolf gedreht worden zu sein. Ich fühlte mich weder wirklich ausgeschlafen noch sonderlich fit. Um ehrlich zu sein, war ich manchmal nach dem Aufstehen müder als am Abend zuvor, als ich zu Bett ging.

Durch die pflanzliche Ernährung fühle ich mich nicht nur rein körperlich gesünder, besser und leichter, sondern vor allem auch geistig stabiler, frischer und freier. Meine Gedächtnisleistung, Aufmerksamkeit und Konzentrationsfähigkeit haben sich verbessert. Letztere nehme ich in meiner täglichen Meditation ganz bewusst wahr.

> »TU ES oder tu es nicht, aber HÖRE AUF, es zu versuchen.«
> *-Zen-Buddhismus*

Nach der Umstellung meiner Ernährungsweise kann ich bestätigen, dass es einen direkten Zusammenhang zwischen Verdauung und geistiger Leistungsfähigkeit gibt. Nahrung beeinflusst die Gehirnleistung und hat auch einen wesentlichen Einfluss auf das körperliche und geistige Wohlbefinden. Eine gute Verdauung hält nicht nur den Darm fit, sondern macht tatsächlich glücklich. Denn in der Darmschleimhaut wird ein Vielfaches des Glückshormons Serotonin gebildet im Vergleich zum zentralen Nervensystem.

Es ist wirklich faszinierend, zu erleben, wie sich Nahrungs- und Lebensmittel direkt auf den Körper und den Geist auswirken und wie das Physische mit dem Psychischen in unmittelbarer Verbindung und in Resonanz steht. Auch wenn es für manchen Leser skurril klingen mag: Ich bin aufgrund meiner langjährigen Erfahrung als Lehrerin, Beraterin und Therapeutin der festen Überzeugung, dass Gewebe sowohl positive als auch negative Emotionen und Energien speichern kann. Jeder Muskel ist mit dem Hirn über die Nervenbahnen bzw. das zentrale Nervensystem verbunden. Mit jedem Bissen Fleisch essen Sie auch die Angst, das Leid, den Stress, den Schmerz, die Qualen und die Panik, die das jeweilige Tier erfahren hat, mit.

Mittlerweile spüre ich relativ genau, welches Nahrungsmittel sich wie in meinem Körper verhält, und weiß, wie es sich in meinem Kopf bzw. auf meinen Geist auswirkt. Seit ich mich pflanzlich ernähre, erlebe ich mich eindeutig klarer, ruhiger und zufriedener. Ich bin noch motivierter und freue mich über eine Zunahme meiner Kreativität. Ich kann wirklich bestätigen, dass ich glücklicher, gelassener, aber auch sensibler geworden bin!

FIT IM KOPF
Das ist der sechste gute Grund,
warum mich vegane Ernährung glücklich macht!

WUSSTEN SIE DAS SCHON?

- Olivenöl wirkt gegen Depressionen.

- Bananen und Salbei unterstützen starke Nerven.

- Erdbeeren und Kürbiskerne beugen Vergesslichkeit vor.

- Heidelbeeren verlangsamen den Alterungsprozess im Gehirn und steigern die Leistungsfähigkeit.

- Grüner Tee erhöht die Konzentrationsfähigkeit und regt die Gehirnaktivität an.

- Kakao fördert Glücksgefühle.

- Avocados erhöhen die Denkfähigkeit.

- Birnen beugen Erschöpfung und Nervosität vor.

- Walnüsse, Hülsenfrüchte, Spinat und Brokkoli sind wertvolle Energielieferanten für das Gehirn.

- Soja verlangsamt den Energieverlust und beeinflusst die Entwicklung des Gehirns positiv.

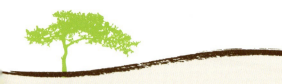

› Ginkgo bindet freie Radikale, die schädlich für die Gehirnzellen sind.

› Die Zeit von der Aufnahme einer Nahrung bis zur Ausscheidung beträgt im Durchschnitt zwischen 24 und 48 Stunden. Je nach Nahrungsmittel (auch Zusammensetzung einer Mahlzeit) und Mensch gibt es starke Schwankungen zwischen 10 und 100 Stunden.

› Die Verdauung von Fisch benötigt 2 bis 3 Stunden, die von Huhn und Pute 3 bis 4 Stunden und die von Rind-, Schweine- und Lammfleisch 4 bis 5 Stunden. Ein Ei ist in etwa 45 Minuten, Milch in 1,5 Stunden, Weichkäse und Joghurt in 1 bis 2 Stunden und Hartkäse sogar erst nach 4 bis 5 Stunden verdaut.

› Die Verdauung von Obst dauert 15 bis 30 Minuten, die von Salat 20 bis 40 Minuten, die von Gemüse rund 1 bis 2 Stunden und die von Linsen, Hülsenfrüchten und Getreide etwa 90 Minuten.

Impulse zur Reflexion

> Können Sie sich gut konzentrieren?

> Fällt es Ihnen leicht, achtsam zu sein?

> Wie viel Schlaf benötigen Sie im Durchschnitt?

> Wie fühlen Sie sich, wenn morgens der Wecker klingelt? Erholt, fit und voller Tatendrang oder erschlagen, matt und unmotiviert?

> Finden Sie ohne Hilfsmittel zu geistiger Ruhe, bzw. können Sie gut und rasch abschalten?

> Lieben Sie Herausforderungen?

> Wie gut können Sie mit stressigen und belastenden Situationen umgehen?

> Sind Sie zufrieden und ausgeglichen, oder lassen Sie sich schnell ablenken oder aus der geistigen Balance bringen?

> Fällt es Ihnen leicht, klare Gedanken zu fassen, oder fühlen Sie sich oft geistig müde und erschöpft?

Siebter Grund –
Verantwortung übernehmen

Ich bin immer wieder traurig berührt, wie viele Menschen auf unserem Planeten an Hunger leiden und an den Folgen von Unterernährung erkranken und sterben. Es ist eine Tatsache: Je mehr tierische Produkte wir zu uns nehmen, desto weniger Menschen können auf der Welt ernährt werden.

Für mich ist der Umstieg auf die vegane Ernährungsweise auch dadurch begründet, dass ich aktiv etwas gegen diesen Missstand unternehmen möchte. Wie kann ich mein Mitgefühl, meine Anteilnahme und meinen Respekt gegenüber all denjenigen kundtun, die nicht satt werden? Aussagen wie »schlechtes Karma, selbst schuld, Pech gehabt, was nützt es, wenn ich verzichte, da haben ja die hungernden Kindern in Afrika auch nichts davon« scheinen mir groteske Verdrängungsmechanismen und peinliche Ausreden zu sein. Wie schnell war ich doch selbst bereit, die Schuld der Politik, den wirtschaftlichen Umständen oder den sozialen Bedingungen in die Schuhe zu schieben. Ganz nach dem Motto: Wir können einfach nicht alle retten!

Ein weiterer wichtiger Grund für eine vegane Ernährungsweise sind die langen, ökologisch und ethisch fragwürdigen Transportwege, die mit unsagbar viel Leid, Elend und Schmerz für die Tiere verbunden sind. Es ist unglaublich, aber es ist tatsächlich finanziell günstiger, lebende Tiere Tausende von Kilometern quer durch Europa zu fahren, als bereits geschlachtete Tiere mittels Kühltransporten oder Kühlschiffen zu transportieren. Und so werden zum Beispiel Kälber von Deutschland nach Spanien, Pferde von Polen nach Italien und Schafe von Holland nach Griechenland gefahren. Dazu kommt, dass der Export von Fleisch weniger hoch subventioniert wird als der von lebenden Tieren.

> »Ich BEOBACHTE mich und VERSTEHE dadurch die anderen.«
> *Laotse*

Also habe ich beschlossen, sprichwörtlich vor meiner eigenen Haustüre zu kehren. Ich bin davon überzeugt, dass jede Reise mit dem ersten Schritt beginnt. Auch wenn dieser Schritt noch so klein ist, er bewegt mich in eine Richtung, die ich annehmen kann und gehen will. Es ist meiner Meinung nach ein Weg, der Glück nährt, Leid verringert und den Tatsachen unverblümt ins Auge sieht. Es ist eine (meine) freie Entscheidung, die mich

Anteil nehmen lässt, die mich in Verbindung mit meinen Mitmenschen und mit allen fühlenden Wesen bringt und die mich nicht als hilfloses Opfer der Situation zurücklässt.

Ich versuche, Verantwortung zu übernehmen, und das heißt für mich, Antworten auf die vielen Fragen und Anforderungen des Lebens zu finden bzw. zu geben. Ganz nach meiner Maxime: Wenn ich mit den Wirkungen in meinem Leben nicht zufrieden bin, muss ich die Ursachen verändern! Das bedeutet nicht, dass ich keine Fehler mache. Bewusst eine Entscheidung zu fällen, konsequent nach dieser Einsicht zu handeln und zu leben, das ist meines Erachtens die große Freiheit, die uns Menschen mit in die Wiege gelegt wurde. Wir müssen uns einfach (wieder) erlauben, von unserer Verantwortung Gebrauch zu machen. Ich versuche, das zu tun, was in meiner bescheidenen Macht steht, und das tut einfach gut!

VERANTWORTUNG ÜBERNEHMEN
Das ist der siebte gute Grund,
warum mich vegane Ernährung glücklich macht!

WUSSTEN SIE DAS SCHON?

› Derzeit leiden rund 1 Milliarde Menschen an Hunger.

› Pro Kopf und Tag produzieren wir weltweit doppelt so viele Kalorien an Nahrung wie notwendig ist.

› Man benötigt rund 16 Kilogramm Weizen, um 1 Kilogramm Fleisch zu produzieren.

› Man braucht bis zu 15 000 Liter Wasser, um 1 Kilogramm Fleisch herzustellen.

› Etwa 18 Prozent der Emissionen an Treibhausgasen werden durch die Milch- und Fleischindustrie erzeugt.

› Bereits ein Drittel der gesamten nutzbaren Ackerfläche der Welt wird heute für den Anbau von Futtermitteln verwendet.

› Jeden Tag werden rund 26 Millionen lebende Tiere durch Europa transportiert.

› Tiere müssen immer wieder ohne Wasser und Nahrung mehrere Tage an den EU-Außengrenzen bei Temperaturen um die 50° Celsius in den Transportern ausharren.

› In den Verladestationen gehören Tritte, Schläge, Stromstöße und der Einsatz von Stöcken gegen die Tiere zu den üblichen Misshandlungen.

› Auch kranke, verletzte und trächtige Tiere werden transportiert. So kommt es nicht selten vor, dass eine schwangere Kuh ihr Kalb im Transporter zur Welt bringt oder trächtig geschlachtet wird, was den qualvollen Erstickungstod des Nachwuchses zur Folge hat. In der Schweiz geschieht das rund 15 000 Mal pro Jahr.

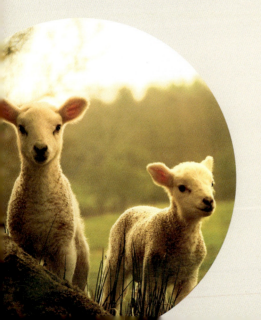

Impulse zur Reflexion

> Was bedeutet der Begriff »Verantwortung« für Sie ganz persönlich?

> Übernehmen Sie gern die Verantwortung?

> Wo fällt es Ihnen leicht und wo tun Sie sich eher schwer, wenn Sie Verantwortung tragen müssen?

> Wie weit fühlen Sie sich auch für das Wohl oder das Leid anderer fühlender Wesen verantwortlich?

> Wo ziehen Sie Ihre Grenzen, bzw. wo hört für Sie Verantwortung auf?

> Sehen Sie einen Zusammenhang zwischen Ihrem Verhalten und der Entwicklung in der Welt?

> Wenn ja, wie zufrieden sind Sie damit?

> Wenn nein, was könnten Sie daran ändern?

> Können Sie Ihr Verhalten immer rechtfertigen?

Achter Grund – Bewusster leben

Durch die Umstellung auf eine rein pflanzliche Kost hat sich nach einer gewissen Zeit ganz automatisch auch meine Einstellung gegenüber der gesamten Nahrungs- und Lebensmittelindustrie verändert. Ich habe zudem einen komplett neuen Bezug zu unserer Konsumgesellschaft und den industriellen Möglichkeiten entwickelt. Ich hinterfrage viel kritischer, recherchiere, prüfe nach und nehme nicht mehr alles für bare Münze, was mir die Medien, die Gesellschaft, die Politik, die Unternehmen und die Werbung an Halb- und Unwahrheiten präsentieren.

Dabei geht es mir nicht darum, einfach aus Prinzip kritisch, zweifelnd oder gar ablehnend zu sein. Ich möchte auch nicht schwierig sein. Schwierig oder kompliziert sind Wörter, die gern von Menschen verwendet werden, die mit einer Situation oder einer Person konfrontiert werden, die nicht der Norm entspricht. Um sich nicht tiefer mit einem Thema oder schließlich mit sich selbst auseinandersetzen zu müssen, bedient man sich solcher abgrenzender Aussagen. Natürlich ist es (vermeintlich) einfacher, mit der Masse mitzuschwimmen, mit dem großen und breiten Strom der Gesellschaft, aber was einfacher, vertrauter, verbreiteter und leichter ist, muss nicht immer und automatisch auch richtig sein!

> »Wohin du auch gehst, GEH MIT DEINEM ganzen HERZEN.«
> *Konfuzius*

Ich hätte zuvor nie gedacht oder erwartet, dass meine Entscheidung, mich vegan zu ernähren, so viele Kontroversen in meinem unmittelbaren Umfeld auslöst. Mein Entschluss zeigt mir eindeutig und unmissverständlich auf, wer meine wirklichen Freunde sind. Dabei habe nicht ich eine Auswahl aufgrund bestimmter Lebensformen und Lebensbedingungen getroffen, sondern einige Menschen in meiner Umgebung und in meinem Wirkungskreis haben sich abgewendet.

Ja, ich habe mich verändert. Aber ich habe diese Veränderung vollzogen ohne den Anspruch, dass sich mein Umfeld ebenfalls verändern muss. Und trotzdem fühlten sich Personen angegriffen. Sie konnten mit dem Spiegel, den ich ihnen mit meinem Verhalten unbewusst vorhielt, nicht umgehen. Und das ist absolut in Ordnung so, denn es zeigt mir unverblümt und ehrlich, auf wen ich mich verlassen kann, wer bedingungslos zu mir steht.

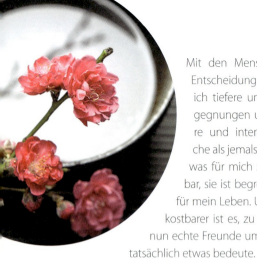

Mit den Menschen, die meine Entscheidung respektieren, habe ich tiefere und wertvollere Begegnungen und bereichernde und interessantere Gespräche als jemals zuvor. Das ist alles, was für mich zählt. Zeit ist kostbar, sie ist begrenzt, und sie steht für mein Leben. Umso schöner und kostbarer ist es, zu wissen, dass mich nun echte Freunde umgeben, denen ich tatsächlich etwas bedeute.

Ich habe gelernt, urteils- und wertfrei auf Menschen zu verzichten, die ihre Beziehung oder Freundschaft zu mir nur davon abhängig machen, ob ich mit ihnen gleicher Meinung bin und wie leicht der Umgang mit mir ist.

Dieses (Selbst-)Bewusstsein macht mich verantwortungsbewusst, frei, unabhängig und stark. Es hilft mir, den Tatsachen direkt ins Auge zu sehen und selbstbestimmt zu entscheiden, welche Richtung ich in meinem Leben einschlagen möchte. Für mich ist vegane Ernährung kein Verzicht, sondern ein Gewinn und eine Erweiterung an Bewusstsein.

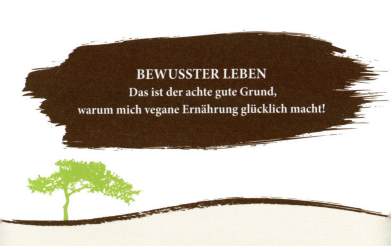

BEWUSSTER LEBEN
Das ist der achte gute Grund,
warum mich vegane Ernährung glücklich macht!

WUSSTEN SIE DAS SCHON?

› Zum sogenannten Schönen, also dem Klären von Wein, und zur Stabilisierung von konventionell hergestelltem Wein wird neben Eiweiß, Gelatine und Fischblase auch Rinderblut verwendet.

› Auch Kerzen, die nicht aus Bienenwachs bestehen, sind nicht von Natur aus vegan. Es werden sowohl tierische Fette (z. B. Rinder- und Schweinetalg, Fischöl oder Fischfett), als auch pflanzliche Fette (vorwiegend Palm-, Soja- und Kokosöl) verwendet.

› Schlachthäuser verkaufen die Nebenprodukte, also die Schlachtabfälle, unter anderem der Kosmetik- und der Lebensmittelindustrie.

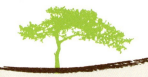

> In manchen Ländern, z. B. in den USA, wird bei der Herstellung von raffiniertem Zucker Knochenkohle von Rindern und Schweinen zum Bleichen verwendet.

> Von einem Mastschwein, das im Durchschnitt zwischen 80 und 120 Kilogramm wiegt, landet nur die Hälfte als Fleisch auf dem Teller, und der Rest lässt sich unter anderem als Fettsäuren in Pastellfarben oder in Zahnpasta wiederfinden.

> Großbäckereien mischen auch aus Schweineborsten und Federn hergestelltes Cystein unter das Mehl, damit der Brotteig luftiger und geschmeidiger wird.

> Der Farbstoff E 120, Karmin, der sich z. B. auch in roter Marmelade finden lässt, wird aus getrockneten Schildläusen gewonnen.

> Laugenbrezel und Pizzateig können Schweineschmalz enthalten.

> Manche Hersteller verwenden Fischöl, um den Omega-3-Fettsäure-Anteil in der pflanzlichen Margarine zu erhöhen.

> In Australien werden Lämmern wenige Wochen nach der Geburt ohne Narkose die Schwänze abgeschnitten, die Ohren durchbohrt und sie kastriert.

Impulse zur Reflexion

› Bezeichnen Sie sich als Mitläufer, Einzelgänger oder Exoten?

› Wünschen Sie sich mehr Freiheit und Selbstbestimmtheit?

› Wie gehen Sie mit Menschen in Ihrem Umfeld um, die eine andere Meinung haben als Sie?

› Wie reagieren Sie auf Personen, die eine komplett andere Lebensweise als Sie wählen?
Wie konsequent meiden Sie Produkte, die schädlich für Ihre körperliche und geistige Gesundheit sind?

› Wie genau lesen Sie die Zutatenliste auf Lebens- und Nahrungsmitteln?

› Interessiert es Sie, woher Ihre Nahrung stammt und wie sie produziert wurde?

› Wären Sie bereit, mehr zu bezahlen für bessere, fairere und weniger leidvolle Prozesse?

› Hinterfragen Sie Nachrichten und Informationen?

› Wenn ja, hat das einen Einfluss auf Ihr Denken, Fühlen und Handeln?

› Was bzw. welche Gesinnung verbindet Sie mit Ihren Freunden, Ihrem Partner, Ihrer Partnerin?

› Stehen Sie zu Ihrer Meinung? Damit meine ich, handeln Sie auch konsequent nach ihr?

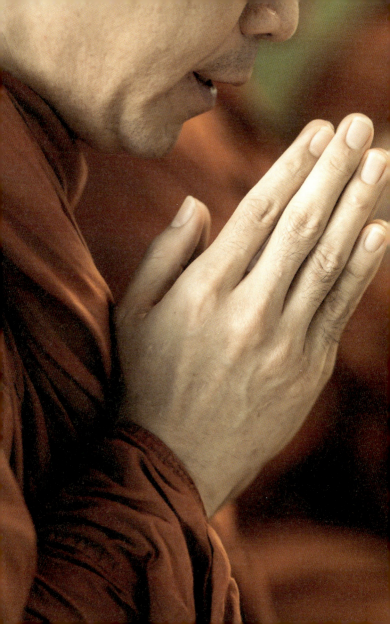

Neunter Grund – Vielfalt und Genuss

Seit ich mich pflanzlich ernähre, ist mein Speiseplan nicht nur vielfältiger und abwechslungsreicher, sondern auch kreativer und interessanter geworden, mit vielen leckeren Gerichten. Ich bezeichne mich als Genussmenschen. Ich liebe es, schmackhafte Gerichte zu kreieren und zu kochen, die sowohl mein Auge als auch meinen Gaumen und meine Geschmacksnerven erfreuen und befriedigen.

Vegan ist alles andere als fad, eintönig und langweilig! Die wunderbaren Kochbücher des veganen Kochkünstlers Roland Rauter, die mich seit Langem begleiten, begeistern und inspirieren, sind für mich der beste Beweis, dass vegane Küche eine wahre Kunstform ist!

Ein gutes Beispiel dafür, wie abwechslungsreich und gesund die vegane Küche ist, zeigt sich im Vergleich zur Milch. Früher habe ich ausschließlich Kuhmilch verwendet. Heute stehen Soja-, Hafer-, Reis-, Mandel-, Dinkel-, Haselnuss- und Quinoadrink sowie Kokosmilch in meinem Kühlschrank bzw. in meiner Vorratskammer. Wo ich vor Jahren meinen Eiweißbedarf mit Fleisch und

Fisch gedeckt habe, erfreue ich mich jetzt an Soja, Tofu, Seitan, Tempeh, Lupinen und Hülsenfrüchten wie z. B. Linsen, Bohnen und Kichererbsen.

Ich achte darauf, dass möglichst viele verschiedene Farben meinen Teller schmücken. Gleichzeitig ist es mir auch wichtig, dass ich saisonale und biologisch angebaute Früchte und Gemüse kaufe.

> »Verantwortlich ist man nicht nur für das, WAS MAN TUT, sondern auch für das, WAS MAN NICHT TUT.«
>
> *Laotse*

Früher war ich in meinen Essgewohnheiten eher festgefahren. Ganz nach der Redewendung »Was der Bauer nicht kennt, frisst er nicht« habe ich mich an Gewohntes und Altbewährtes gehalten. Beim Restaurantbesuch war mir meist schon vorher klar, was ich bestellen werde. Das hat sich seit meiner Ernährungsumstellung komplett verändert. In Zürich haben wir ein kleines und feines veganes Restaurant, das sich auf marktfrische Gerichte spezialisiert hat. Neben der herkömmlichen Speisekarte bietet die Küche auch ein 5-Gang-Genießer-Menü an, und das steckt immer wieder voller positiver Überraschungen.

Seit ich mich vegan ernähre, bin ich viel unkomplizierter und experimentierfreudiger geworden. Das hört sich bestimmt eigen-

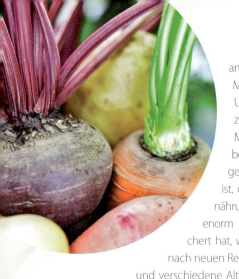

artig an, da die meisten Menschen in meinem Umfeld vegan mit Verzicht gleichsetzen. Diese Meinung kann ich nicht bestätigen, ganz im Gegenteil: Meine Erfahrung ist, dass die pflanzliche Ernährung meinen Speiseplan enorm erweitert und bereichert hat, weil ich immer wieder nach neuen Rezepten Ausschau halte und verschiedene Alternativen zu den tierischen Produkten suche und ausprobiere!

VIELFALT UND GENUSS
Das ist der neunte gute Grund,
warum mich vegane Ernährung glücklich macht!

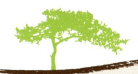

WUSSTEN SIE DAS SCHON?

› Ein Lebensmittel ist umso reicher an Vitalstoffen, je naturbelassener es ist.

› 100 g Tofu liefert rund 16 g Eiweiß, bei 100 g Seitan sind es etwa 25 g. Zum Vergleich: Huhn oder Rind enthalten auf 100 g Fleisch circa 20 g Eiweiß.

› Die Farben von Gemüsen und Früchten haben einen direkten Einfluss auf unsere körperliche und geistige Gesundheit. So zum Beispiel schützt, heilt und vitalisiert die Farbe Grün. Sie schenkt Ruhe und gleicht aus. Weiß macht glücklich, entwässert, reinigt und schenkt eine schöne Haut. Orange schützt vor freien Radikalen, wirkt verdauungsfördernd, regt den Stoffwechsel an und schenkt Freude und Lebenslust. Rot belebt, regt an, wärmt und erdet. Gelb stärkt die Nerven, wirkt aufhellend und erheiternd. Violett hingegen beruhigt, entspannt und inspiriert.

› Bereits 2001 startete eine Schweizer Kampagne des Bundesamtes für Gesundheit, der Krebsliga Schweiz, der Gesundheitsförderung Schweiz und der Schweizerischen Gesellschaft für Ernährung, in der empfohlen wurde, pro Tag 5 Portionen Gemüse und Früchte zu essen. Dabei entspricht 1 Portion einer Handvoll, etwa 80 g für Kinder und 120 g für Erwachsene. Mittlerweile wird die Kampagne als »5 am Tag« von der Krebsliga Schweiz getragen.

Impulse zur Reflexion

> Wie abwechslungsreich ernähren Sie sich?

> Wie oft pro Woche essen Sie das Gleiche?

> Gibt es bestimmte Nahrungs- oder Lebensmittel, die Sie täglich zu sich nehmen?

> Wie viele verschiedene Farben zieren Ihren Teller?

> Freuen Sie sich auf das Essen?

> Schmeckt Ihnen Ihr Essen?

> Fühlen Sie sich nach dem Essen körperlich und geistig gut genährt?

> Sind Sie nach dem Essen glücklich und zufrieden?

> Experimentieren Sie in Ihrer Küche, oder halten Sie sich an Altbewährtes?

> Probieren Sie neue Rezepte aus?

> Wie sind Ihre Einkaufsgewohnheiten?

> Kaufen Sie auch mal ganz bewusst andere Lebens- und Nahrungsmittel ein?

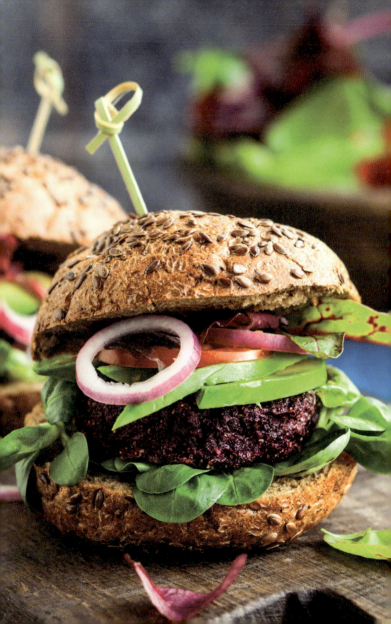

Zehnter Grund – Bessere Gesundheit

Die Auswirkungen einer rein pflanzlichen Ernährung spiegeln sich auch in meiner Physis wider. Ich bin kerngesund. Meine letzte Erkältung ist bereits Jahre her. Ich fühle mich voller Energie und bin sowohl körperlich als auch mental stark und ausgeglichen. Früher fühlte ich mich manchmal matt und einfach nicht wirklich fit. Vor allem in den Übergangszeiten, also im Herbst und im Frühling, war ich gesundheitlich immer etwas angeschlagen. Durchschnittlich eine Erkältung pro Jahr gehörte zum Standard. Ein weiterer Schwachpunkt war mein Hals. Durch das häufige Unterrichten litt ich nicht selten unter Schluckbeschwerden und Halsschmerzen. Meine Schleimhäute fühlten sich auch oft trocken an. Zudem hatte ich das Gefühl, ständig aufgebläht und allgemein verschleimt zu sein. Das gehört nun alles der Vergangenheit an.

Einer meiner Schüler ist Arzt. Ich habe ihn gebeten, mein Blut im Labor zu testen und die üblichen Blutwerte bestimmen zu lassen. Hier muss ich vielleicht noch erwähnen, dass er überzeugter Fleischesser ist und einer veganen Ernährungsweise eher skeptisch gegenübergestanden hat. Umso interessanter und überraschender war seine Aussage nach der Untersuchung und Auswertung meines Blutbildes: »Deine Blutwerte sind beeindruckend. Wenn sich nur ein Drittel der Menschen so bewusst ernähren würde, stünde es um die Gesundheit und das Gesundheitssystem in unserem Land um einiges besser!« Nach diesem Gespräch hat seine Frau ein veganes Kochbuch gekauft, und obwohl er nicht ganz auf tierische Produkte verzichtet, hat er seine Ernährung angepasst. Seine Haltung gegenüber der rein pflanzlichen Ernährung und sein Bewusstsein haben sich positiv verändert.

> »Wer WEISE LEBT, braucht NICHT einmal den Tod zu FÜRCHTEN.«
> *Laotse*

Eine interessante Erfahrung habe ich auch bezüglich Allergien gemacht. Mit Ende zwanzig bekam ich plötzlich die ersten Anzeichen von Heuschnupfen. Ich habe mit allen möglichen Mitteln versucht, die lästigen Symptome in den Griff zu bekommen, aber ohne Erfolg. Erst seit ich mich vegan ernähre, ist der Heuschnupfen komplett verschwunden!

Kürzlich war ich zur jährlichen Kontrolle und zur Reinigung wieder beim Zahnarzt. Er war ganz erstaunt, wie wenig neuer Zahnstein sich gebildet hatte. Auf meine Frage, ob dieser Umstand auch auf die pflanzliche Ernährung zurückzuführen sein könnte, stimmte er klar zu. Für mich sind das alles deutliche und relevante Anzeichen dafür, wie gut mir persönlich die vegane Ernährung tut.

Dazu kommt noch der sehr positive Nebeneffekt, dass ich mich durch den Verzicht auf Fisch und Fleisch von Tieren aus konventioneller Haltung, die meist mit Antibiotika behandelt und/oder mit Wachstumshormonen gemästet werden, nicht belaste und vergifte oder sogar eine Resistenz gegenüber Medikamenten entwickle.

BESSERE GESUNDHEIT
Das ist der zehnte gute Grund,
warum mich vegane Ernährung glücklich macht!

WUSSTEN SIE DAS SCHON?

› Der Verzehr von tierischen Produkten lässt die Arterien verkalken.

› Kuhmilch schwächt das Immunsystem und verschleimt und übersäuert den Körper.

› Der Körper entzieht den Knochen Kalzium, um Milchsäure abzubauen bzw. zu neutralisieren. Auf diese Weise erhöht sich durch Milchkonsum die Gefahr, an Osteoporose zu erkranken.

› In der Tiermast werden unter anderem Medikamente verwendet, die normalerweise nur Menschen mit schwerwiegenden Erkrankungen erhalten. Man geht davon aus, dass in der konventionellen Haltung neun von zehn Masthühnern mit Antibiotika behandelt werden.

› Wachstumshormone in tierischen Produkten können Krebs verursachen.

› Milch und Milchprodukte können Allergien und/oder eine Unverträglichkeit auslösen.

› Über 80 Prozent aller weltweit gefangenen Fische weisen einen zu hohen Anteil an dem giftigen Schwermetall Quecksilber auf.

› Rheumatische Beschwerden und spezifische Gelenkerkrankungen wie z. B. Arthrose lassen sich durch den Verzicht auf tierische Produkte sehr positiv beeinflussen.

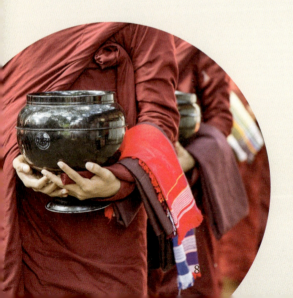

Impulse zur Reflexion

› Bezeichnen Sie sich als körperlich fit und gesund?

› Sind Sie leistungsfähig und motiviert?

› Wie ist Ihre Verdauung?

› Sind Sie oft erkältet oder krank?

› Leiden Sie an einer Allergie oder an einer Lebensmittelunverträglichkeit?

› Kennen Sie Ihre Blutwerte?

› Fühlen Sie sich nach dem Essen oft müde und energielos?

› Leiden Sie unter Herz-Kreislauf-Erkrankungen oder -Beschwerden?

› Sprechen Sie gut auf Medikamente an?

› Wie gut ist Ihre Knochendichte?

› Haben Sie gesunde Zähne und ein starkes Zahnfleisch?

› Leiden Sie an Rheuma, Arthritis oder Arthrose?

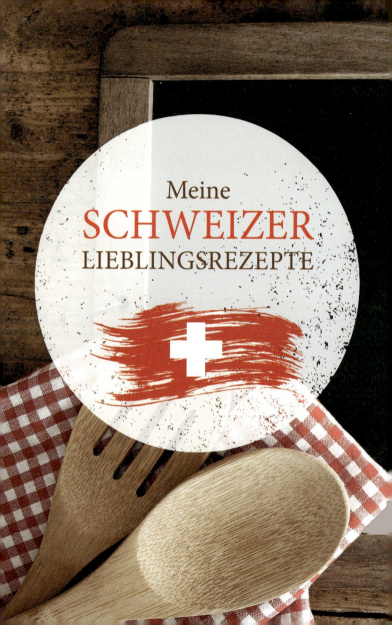

Die Schweiz gilt bekanntlich als das Land der Uhren, der Schokolade, der Berge und der Kühe. So verwundert es nicht, dass traditionell in vielen Rezepten Milch, Käse, Butter, Sahne und Eier verwendet werden. Ich mag die Schweizer Küche sehr, und so war es für mich schnell klar, dass ich schmackhafte vegane Alternativen zu meinen Lieblingsrezepten finden musste. Ich wollte weder auf die klassischen Gerichte noch auf das Geschmackserlebnis, das damit einhergeht, verzichten. Ich freue mich sehr, Ihnen eine kleine, aber feine Auswahl meiner Lieblingsrezepte vorstellen zu dürfen.

Bei der Suche nach rein pflanzlichen Alternativen und beim Experimentieren habe ich rasch festgestellt, dass es auch in diesem Bereich große Unterschiede in der Qualität gibt. Es spielt nun einmal eine Rolle, ob Nahrungs- und Lebensmittel industriell gefertigt oder auf traditionelle Weise angebaut und produziert werden. Aber das kennen Sie bestimmt aus Ihrer eigenen Erfahrung.

> »Die FREUDE ist überall.
> Es gilt nur, sie zu ENTDECKEN.«
> *Konfuzius*

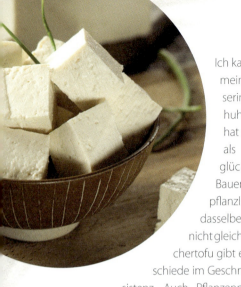

Ich kann mich noch gut an meine Zeit als »Fleischesserin« erinnern. Ein Masthuhn vom Großhändler hat anders geschmeckt als das (vermeintlich) glückliche Huhn vom Bio-Bauern. Das ist bei den rein pflanzlichen Alternativen dasselbe. Tofu ist zum Beispiel nicht gleich Tofu. Gerade bei Räuchertofu gibt es gravierende Unterschiede im Geschmack und in der Konsistenz. Auch Pflanzenmargarine kann geschmacklich so stark variieren, dass man manchmal das Gefühl hat, Öl auf sein Brot zu schmieren, und ein anderes Mal zweimal hinsehen muss, weil man glaubt, versehentlich Butter zu essen.

Ich habe mittlerweile meine Lieblingsprodukte gefunden. Ich möchte Ihnen hier aber keine Marken nennen, weil ich keine Werbung machen will und weil Geschmack bekanntlich Geschmacksache ist. Ich kann Ihnen aber die Empfehlung mitgeben, dass es sich lohnt, verschiedene Produkte auszuprobieren. Denn es heißt nicht, wenn Sie ein Produkt zum Beispiel aus Seitan nicht mögen, dass Sie es von einem anderen Hersteller nicht lieben werden. Achten Sie auf die Produktion, die Inhaltsstoffe, die Transportwege des Produktes und auf die Philosophie des Herstellers, und hören Sie natürlich auf Ihren guten Geschmack.

Das Wichtigste aber ist, dass Sie den Mut und die Freude aufbringen, mit den verschiedensten pflanzlichen Lebensmitteln zu experimentieren. Es macht großen Spaß, Neues auszuprobieren. Haben Sie zum Beispiel gewusst, dass es einen großen geschmacklichen Unterschied macht, ob Sie Karotten raspeln, in Scheiben oder zu Stäbchen schneiden? Und dass Tofu, der lange und kross angebraten wird, seine wässrige und schwammartige Konsistenz verliert?

Nun wünsche ich Ihnen viel Freude beim Einkaufen, Kochen und Genießen veganer Köstlichkeiten!

Älpler Nudeln mit Semmelbrösel
Älpler Makkaroni mit Brösmeli

Diese Hausmannskost war früher vor allem bei den Sennen auf der Alp sehr beliebt. Damals waren Teigwaren im Verhältnis viel teurer. Deshalb wurden die günstigeren Kartoffeln zum Strecken hinzugefügt. Diese bodenständige und nahrhafte Mahlzeit konnte auf der Alp ganz unkompliziert im Freien in einem großen Kessel über dem offenen Feuer zubereitet werden und versorgte die Älpler mit wertvoller und schneller Energie. Dieses Gericht ist aber längst Mainstream geworden, und vor allem Wintersportler und Wanderer lieben es.

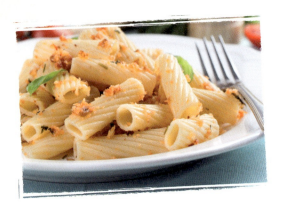

FÜR 2 PERSONEN:
je 200 g gekochte Kartoffeln und Penne
150 ml Sojadrink
100 g Räuchertofu
100 g Mandelmus
3 EL Hafer Cuisine
2 EL Olivenöl
1 Zwiebel
1 Knoblauchzehe
Salz und Pfeffer zum Abschmecken
etwas Blattpetersilie

FÜR DIE SEMMELBRÖSEL:
20 g Paniermehl
15 g pflanzliche Margarine
10 g Edelhefeflocken
¼ TL Salz

Kartoffeln schälen und in Würfel schneiden. Räuchertofu in kleine Würfel schneiden. Zwiebel schälen und fein hacken. Knoblauch schälen und pressen. Edelhefeflocken mit Paniermehl und Salz in der Margarine kurz anrösten und beiseitestellen. Petersilie waschen, trocken tupfen und fein hacken. Zwiebeln, Knoblauch und Tofu in Olivenöl in einer großen Pfanne kross anbraten. Mandelmus und Sojadrink gut miteinander verrühren und zusammen mit der Hafer Cuisine über den Tofu gießen. Mit Salz und Pfeffer abschmecken. Kartoffeln und Penne dazugeben und alles gut vermischen. Die Älpler Makkaroni auf Tellern anrichten und mit Petersilie und Semmelbrösel bestreuen. Zu diesem Gericht passt hervorragend etwas Apfelmus (siehe Seite 95) oder ein frischer Salat.

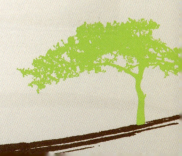

Bauern-Rösti
Buure-Rösti

Sonntagmorgen ist die perfekte Zeit für eine Bauern-Rösti, wenn ich nicht gerade einen frischen Zopf gebacken habe. Diese Rösti ist sehr herzhaft und schenkt reichlich Energie. Bei den Bauern wurden Rösti früher in einer ganz großen Pfanne gebraten und dann direkt in die Tischmitte gestellt. So konnte sich jedes Familienmitglied selbst bedienen. Familiensinn, Gemeinschaft und Respekt wurden bei den Bauernfamilien schon immer sehr groß geschrieben.

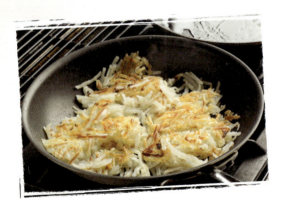

FÜR 2 PERSONEN:
500 g festkochende Kartoffeln
je 100 g Räuchertofu und Tofu
4–6 EL Pflanzenöl
30 g geriebener veganer Käse
2 EL Hafer Cuisine
1 Zwiebel
1 EL pflanzliche Margarine
1 Msp. Kurkuma
Salz und Pfeffer aus der Mühle, Paprikapulver, Muskatnuss, Rosmarinpulver zum Abschmecken

Kartoffeln mit Schale raspeln. Zwiebel schälen und fein hacken. Räuchertofu in kleine Würfel schneiden. Anderen Tofu mit der Gabel zerbröseln. 2–3 EL Pflanzenöl in eine große Pfanne geben und Kartoffeln etwa 10 Minuten darin anbraten. Rösti immer wieder umrühren. In der Zwischenzeit 1 EL Pflanzenöl in eine kleinere Pfanne geben und Zwiebeln glasig anbraten. Zerbröselten Tofu dazugeben und kurz mitbraten. Margarine, Hafer Cuisine und Kurkuma dazugeben und Tofu mit Salz und Pfeffer würzen. Tofu beiseitestellen. Räuchertofu in etwas Pflanzenöl kross anbraten und beiseitestellen. Rösti mit Salz, Pfeffer, Paprika, Rosmarin und Muskatnuss würzen. Beide Tofu und veganen Käse gut unterrühren. Rösti bei mittlerer Hitze 2 bis 3 Minuten pro Seite goldbraun und knusprig braten.

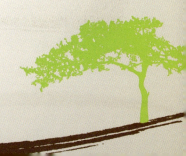

Bircher-Müsli
mit Dinkel-Crunchy

Wer hat's erfunden? Maximilian Oskar Bircher, ein Arzt, Ernährungsreformer und Pionier der Vollwertkost aus der Schweiz! Das Bircher-Müsli ist weit über die Grenzen unseres Landes bekannt und fehlt bei keinem traditionellen Schweizer Frühstück. Früher war es nur eine Krankenhausmahlzeit, heute hat es seinen Platz auf jedem guten Frühstücksbuffet im Hotel. Sowohl im In- als auch im Ausland gibt es zahlreiche Variationen. Hier verrate ich Ihnen meine ganz persönliche Lieblingsmischung.

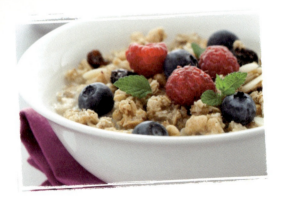

FÜR 2 PERSONEN:
500 g Sojajoghurt
50 g feine Haferflocken
je 1 Apfel und Banane
3 EL Heidelbeeren
3 EL Ahornsirup
2 EL Hafer Cuisine
1 Handvoll Himbeeren
4–6 Erdbeeren
2 Aprikosen
1 TL Zitronensaft
¼ TL gemahlener Zimt

FÜR DIE DINKEL-CRUNCHY:
4 EL feine Dinkelflocken
2 EL Reissirup

Dinkelflocken in einer Pfanne ohne Zugabe von Fett anrösten. Reissirup dazugeben und umrühren. Pfanne vom Herd nehmen. Crunchy auskühlen lassen und brechen. Früchte waschen. Apfel raspeln. Banane schälen und in Scheiben schneiden. Erdbeeren in Würfel schneiden, Aprikosen entsteinen und ebenfalls würfeln. Alle Zutaten in einer großen Schüssel vermischen und kurz ziehen lassen. In kleinere Schüsseln füllen und mit Dinkel-Crunchy bestreuen. Dazu schmeckt perfekt ein Stück Zopf (siehe Seite 102) mit etwas pflanzlicher Margarine!

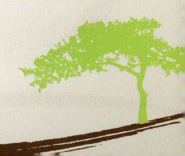

Bündner Gerstensuppe

Die Bündner Gerstensuppe ist wohl die bekannteste Suppe aus Graubünden. Es gibt aber nicht »die« Bündner Gerstensuppe, denn in fast jedem Tal existiert ein anderes Rezept. Diesen Schweizer Klassiker habe ich als kleines Kind beim Skifahren kennengelernt. Die Suppe steht in jeder Berghütte auf der Speisekarte und wärmt den Körper wunderbar. Gerade als Mittagessen schenkt sie genügend Energie, damit man den Nachmittag mit neuem Schwung und gut gestärkt auf der Skipiste verbringen kann. Ursprünglich war die Bündner Gerstensuppe ein Essen für arme Leute und wurde aus Resten gekocht.

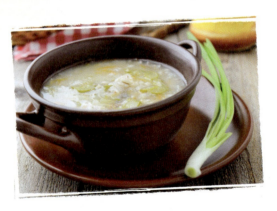

FÜR 2 PERSONEN:

- 1 l Gemüsebrühe
- ½ kleiner Wirsing
- 100 g Räuchertofu
- 2 kleine Kartoffeln
- 1 mittlere Karotte
- 60 g Rollgerste (Gerstengraupen)
- 1 kleiner Lauch
- 1 Zwiebel
- 3 EL Olivenöl
- je 2 EL veganer Weißwein und Hafer Cuisine
- Salz und Pfeffer zum Abschmecken
- etwas Blattpetersilie und Schnittlauch

Rollgerste über Nacht einweichen, danach abgießen. Zwiebel schälen und fein hacken. 2 EL Olivenöl in einem Topf erhitzen. Zwiebeln und Rollgerste darin andünsten. Mit Weißwein ablöschen und mit Gemüsebrühe auffüllen. Alles zugedeckt etwa 40 Minuten köcheln lassen. Währenddessen Lauch putzen und in Scheiben schneiden. Kartoffeln schälen und wie die Karotte und den Räuchertofu in kleine Würfel schneiden. Wirsing in Streifen schneiden. Das Gemüse zur Suppe geben und alles 10 bis 15 Minuten weiterköcheln lassen, bis das Gemüse gar ist. In der Zwischenzeit Tofu in 1 EL Olivenöl in einer Pfanne kross anbraten und beiseitestellen. Die Suppe mit Salz und Pfeffer abschmecken, dann Hafer Cuisine und Räuchertofu unterrühren. Kräuter waschen, trocken tupfen, fein hacken und unter die Suppe heben. Zur Bündner Gerstensuppe passt ein frisches Kräuterbrot.

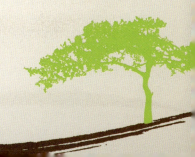

Gehacktes mit Nudeln, Apfelmus und Reibekäse

Ghackts mit Hörnli, Öpfelmues und Riebchäs

Dieses Rezept aus Großmutters Küche erinnert mich noch heute an meine Kindheit, schon damals eines meiner Lieblingsessen. Es ist ein bodenständiges Gericht, das sehr schnell zubereitet ist und den Gaumen durch die süßen, sauren und salzigen Komponenten verwöhnt. Diese typische Hausmannskost ist ein Schweizer Klassiker, und noch heute kennt es jedes Kind.

Für das Gehackte Tofu mit der Gabel zerbröseln. Zwiebel schälen und fein hacken, Knoblauch schälen und pressen. Tofu in einer Pfanne mit Öl gut anbraten und häufig wenden. Zwiebeln und Knoblauch kurz mitbraten. Sojasoße dazugeben, Tomatenmark unterrühren und kurz anbraten. Mit Rotwein ablöschen und etwa 2 Minuten einköcheln lassen. Mehl unterheben und mit Gemüsebrühe ablöschen. Gehacktes gut umrühren und mit den Gewürzen abschmecken.

Für das Apfelmus Äpfel schälen, Kerngehäuse entfernen und Äpfel in kleine Stücke schneiden. Apfelstücke mit einem Schuss Wasser und Zitronensaft in einer kleinen Pfanne weich köcheln lassen. Dann pürieren. Mit Zimt, Vanillepulver und Agavendicksaft abschmecken.

FÜR 2 PERSONEN:
GEHACKTES
200 g Tofu
100 ml Gemüsebrühe
50 ml veganer Rotwein
1 große Zwiebel
je 2 EL Pflanzenöl und Tomatenmark
1 Knoblauchzehe
1 EL Sojasoße
1 EL Weizenmehl (Typ 405)
Chilipulver, Salz und Pfeffer aus der Mühle zum Abschmecken

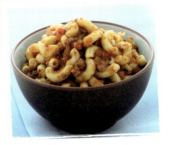

APFELMUS
3 Äpfel
½ TL Zitronensaft
etwas Wasser
je 1 Msp. Zimt und Bourbon-Vanillepulver
nach Bedarf 1 TL Agavendicksaft

REIBEKÄSE
3 EL Paniermehl
2 EL gemahlene Haselnüsse
1 EL pflanzliche Margarine
je 1 TL fein gehackter Schnittlauch und Petersilie
1/4 TL Salz

SONSTIGES
250 g Hörnchen-Nudeln

Nudeln in reichlich Salzwasser al dente kochen.

Für den Reibekäse Margarine in einer kleinen Pfanne schmelzen lassen. Paniermehl, Haselnüsse und Salz dazugeben. Alles gut mischen und kurz anbraten. Zum Schluss die Kräuter unterheben.

Hörnli in Schalen oder in der Mitte von Tellern anrichten. Das Gehackte darübergeben. Den Reibekäse darauf verteilen. Das Apfelmus in einer kleinen Schüssel dazu reichen.

Käse-Fondue
Chäs-Fondue

Fondue ist Französisch und bedeutet »geschmolzen«. Das Fondue wurde 1950 in das Kochbuch der Schweizer Armee aufgenommen. Die Soldaten brachten die Speise mit nach Hause, und von dort aus trat das Fondue seinen Siegeszug an. Seitdem gilt es als die Schweizer Nationalspeise. Dieses Gericht geht ursprünglich auf die Sennen, die Almhirten, in den Westalpen zurück. Die Älpler stellten ihre Grundnahrungsmittel, z. B. Brot und Käse, selbst her. Eine andere Geschichte zur Entstehung des Gerichtes führt ins Kloster. Mönche durften während der Fastenzeit keine feste Nahrung zu sich nehmen. Um die Regel gekonnt zu umgehen und nicht als Fastenbrecher verurteilt zu werden, wurde der Käse einfach flüssig gemacht.

Ich liebe Fondue! Was gibt es Schöneres, als mit der Familie oder lieben Freunden an einem Tisch zu sitzen und in das traditionell verzierte Caquelon, auch Gagglon genannt, Brotstücke, gekochte Kartoffeln oder Gemüse zu tunken!

 Je nach Marke der Hefeflocken brauchen Sie eventuell noch etwas mehr Gemüsebrühe, damit die Konsistenz des Fondues perfekt ist.

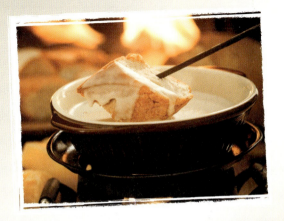

FÜR 2 PERSONEN:

300 ml Gemüsebrühe
100 ml veganer Weißwein
45 g Edelhefeflocken
40 g Weizenmehl (Typ 405)
40 g pflanzliche Margarine
35 ml Distelöl
2 EL Soja Cuisine
1–2 Knoblauchzehen
1 TL mittelscharfer Senf
¼–½ TL Salz (hängt vom Salzgehalt der Gemüsebrühe ab)
1 Schuss Cognac
Pfeffer aus der Mühle, Muskatnuss, edelsüßes und scharfes Paprikapulver zum Abschmecken

Knoblauch schälen und pressen. Alle Zutaten in einem Caquelon zu einer cremigen Masse aufkochen lassen und regelmäßig mit einem Schneebesen umrühren. Ein Fondue servieren Sie am besten mit Brot, gebratenen Champignons, Rosmarin-Bratkartoffeln, gekochten oder leicht angebratenen Brokkoliröschen und frischen Trauben!

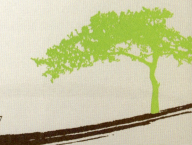

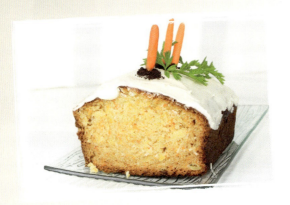

Karottenkuchen
Rüeblichueche

Der Ursprung des Karottenkuchens liegt in der Schweiz. Man geht davon aus, dass sein traditioneller Ursprung im Kanton Aargau zu finden ist. Bis in die 1950er-Jahre wurde dieser saftige Kuchen vorwiegend in Privathaushalten gebacken. Erst seit rund 70 Jahren wird er auch gewerblich produziert und vertrieben. Eines der vermutlich ältesten Rezepte stammt aus dem Jahr 1892. Besonders beliebt ist der Karottenkuchen bei Kindern. Ich kann mich noch sehr gut an meine Kindergeburtstage erinnern, da durfte ein Rüeblichueche auf keinen Fall fehlen.

FÜR DEN TEIG:

250 g Karotten
200 ml aufschlagbare Soja Cuisine
180 g Weizenmehl (Typ 405)
je 150 g gemahlene Mandeln und Rohrzucker
100 ml Distelöl
Schale und Saft von ½ Zitrone
2 TL Weinsteinbackpulver
1 TL Natron
½ TL gemahlener Zimt
je ¼ TL gemahlene Nelken und Bourbon-Vanillepulver
1 Prise Salz

FÜR DEN GUSS:

2–3 EL Aprikosenmarmelade
200 g Puderzucker
3 EL Wasser
1 TL Zitronensaft
evtl. vegane Marzipankarotten zur Dekoration

Mehl, Backpulver, Natron, Zucker und Mandeln vermengen. Salz, Gewürze, Öl, Saft und Schale der Zitrone dazugeben und alles gut verrühren. Karotten schälen, so fein wie möglich raspeln und unter den Teig mischen. Soja Cuisine steif schlagen und ebenfalls unter die Masse ziehen. Teig in eine eingefettete Kastenbackform füllen und im vorgeheizten Ofen bei 180°C Umluft etwa 45 Minuten backen. Stäbchenprobe machen.

Aprikosenmarmelade in einer kleinen Pfanne erhitzen und durch ein Sieb streichen. Nach dem Auskühlen den ganzen Kuchen mit etwas Marmelade bestreichen. Puderzucker, Wasser und Zitronensaft zum einem streichfähigen Guss anrühren. Kuchen mit dem Guss bepinseln. Je nach Wunsch Marzipankarotten zur Verzierung auf den fertigen Kuchen setzen.

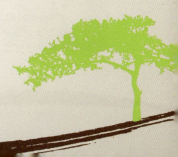

Magenbrot

Magenbrot, das früher auch Kräuterbrot genannt wurde, ist der Klassiker auf einer Schweizer Chilbi, einem Jahrmarkt. Das kleine süße (Lebkuchen-)Gebäck verdankt seinen Namen den verdauungsfördernden Gewürzen. Seine Geschichte geht auf das 19. Jahrhundert zurück. Damals sprach man dem Magenbrot noch eine anregende Wirkung zu. Die glasierten Stückchen werden üblicherweise in rosarote Tüten verpackt, so erkennt man diese Leckerei schon von Weitem. Magenbrot ist mehrere Wochen haltbar und schmeckt am besten, wenn es schon ein paar Tage alt ist. Eigentlich ist das Magenbrot eine Herbstspezialität, aber mir schmeckt es auch im restlichen Jahr.

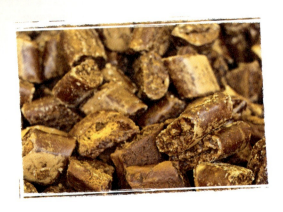

FÜR DEN TEIG:

500 g Dinkelmehl (Typ 1050)
250 g Rohrohrzucker
je 150 ml warmes Wasser und warmer Sojadrink
100 g Ahornsirup
2 EL Kakaopulver
1 Päckchen Weinsteinbackpulver
1 TL gemahlener Zimt
je ½ TL gemahlene Nelken und Salz
je ¼ TL geriebene Muskatnuss, Korianderpulver und gemahlener Kardamom
1 Msp. Ingwerpulver

FÜR DIE GLASUR:

300 g Puderzucker
120 g Zartbitterschokolade
100 ml Wasser
2 EL Schokoladenpulver
20 g pflanzliche Margarine

Alle Zutaten für den Teig, bis auf den Ahornsirup, das Wasser und den Sojadrink, in einer großen Schüssel vermischen. Dann Ahornsirup, Wasser und Sojadrink hinzufügen und alles zu einem glatten Teig verrühren. Ein Blech mit Backpapier belegen, den Teig darauf verteilen und glatt streichen. Teig im vorgeheizten Ofen bei 180°C Umluft 15 bis 20 Minuten backen. Magenbrot auskühlen lassen und mit einem Messer in 2 x 4 cm große Stücke schneiden. Diese in eine größere Schüssel füllen und beiseitestellen.

Für die Glasur Zartbitterschokolade mit Margarine und Wasser in einer Pfanne bei mäßiger Hitze vorsichtig schmelzen lassen. Vom Herd nehmen und Schokoladenpulver sowie Puderzucker unterrühren. Ein Viertel der noch warmen Glasur über das Magenbrot gießen und sorgfältig unterheben. Den Vorgang wiederholen, bis alle Stücke gleichmäßig glasiert sind. Magenbrot auf einem Kuchengitter trocknen lassen und in einer Keksdose aufbewahren.

Zopf

Ein Zopf ist ein klassisches Schweizer Frühstücksbrot, ein geflochtenes Hefegebäck. Frisch gebacken schmeckt er am besten, sowohl mit süßem als auch mit herzhaftem Belag. Erste Hefezöpfe wurden bereits im 14. Jahrhundert gebacken. Damals galt der Zopf noch als exklusives Weihnachtsgebäck und wurde als Geschenk mitgebracht, denn Weißmehl war ein Luxusgut. Auch so manche Liebesbekundung oder ein Eheversprechen wurde mit einem Zopf besiegelt. Ein Spruch heißt, dass die Tradition des Zopfessens am Sonntagmorgen für den Schweizer genauso sicher ist wie das Amen in der Kirche.

1. Das Zöpfeflechten ist eigentlich ganz leicht. Falls Sie ein wenig Unterstützung brauchen, gibt es im Internet zahlreiche Videoanleitungen. Wenn Sie den Dreh erst einmal raushaben, ist es ganz einfach.

2. Sie können alles auch am Abend vorbereiten. Nach dem Flechten legen Sie den Zopf über Nacht auf ein Backpapier in den Kühlschrank. Am Morgen bestreichen Sie ihn und schieben ihn in den kalten Ofen. Dann backen Sie ihn bei 220°C Umluft 45 bis 50 Minuten.

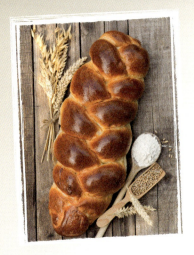

Hafer Cuisine mit Öl und Kurkuma verrühren und beiseitestellen. Alle Zutaten für den Teig vermischen und 10 bis 15 Minuten mit viel Hingabe und einem Lächeln im Gesicht zu einem glatten Teig kneten. Den Teig halbieren, daraus zwei gleich lange Stränge formen. Diese in der Mitte über Kreuz aufeinanderlegen, sodass sich vier Enden ergeben, die zu einem Zopf geflochten werden. Den Zopf auf ein mit Backpapier belegtes Blech legen, ca. 30 Minuten ruhen und aufgehen lassen. Danach mit Hafer Cuisine bestreichen und im vorgeheizten Ofen bei 220°C Umluft 35 bis 40 Minuten backen. Der Zopf ist fertig gebacken, wenn er, klopft man von unten dagegen, hohl klingt. Nach dem Auskühlen am besten sofort genießen!

FÜR DEN TEIG:
400 g Weizenmehl (Typ 450)
300 ml zimmerwarmer
Soja- oder Mandeldrink
100 g Dinkelmehl (Typ 630)
60 g zimmerwarme pflanzliche
Margarine
1 Päckchen Trockenhefe
1 ½ TL Salz

ZUM BESTREICHEN:
2 TL Hafer Cuisine oder
Haferdrink
1 TL Sonnenblumenöl
1 Msp. Kurkuma

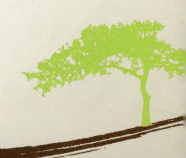

Zürcher Geschnetzeltes
Züri-Gschnätzlets

Als gebürtige Zürcherin darf ich dieses Gericht hier natürlich nicht fehlen lassen. Das Zürcher Geschnetzelte ist ein regionaler Klassiker und steht auf jeder Schweizer Speisekarte in den traditionellen Gaststätten. Möchten Sie wissen, wieso Champignons für dieses Gericht verwendet werden? Es heißt, dass einem Metzger für eine große Feier fast das Kalbfleisch ausgegangen war und er deshalb Nieren unter das edle Fleisch gemischt hat. Nur so konnte er alle Gäste satt bekommen. Als man dann immer mehr auf Innereien verzichtete, ersetzte man diese der ähnlichen Konsistenz wegen einfach durch Champignons. Das Zürcher Geschnetzelte wird meist mit Rösti serviert. Aber auch zu breiten Nudeln (z. B. Tagliatelle) schmeckt es einfach hervorragend. Ich esse gern einen frischen, knackigen Blattsalat dazu.

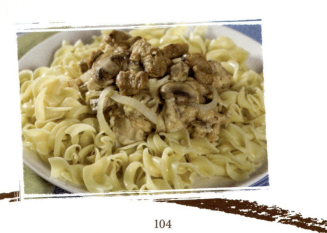

FÜR 2 PERSONEN:

- 200 g Seitan
- 150 ml Hafer Cuisine
- 100 g kleine Champignons
- 100 ml Gemüsebrühe
- 50 ml veganer Weißwein
- 3 EL Pflanzenöl
- 1 große Zwiebel
- 1 Knoblauchzehe
- 1 EL Weizenmehl (Typ 405)
- 1 EL Sojasoße
- ½ TL Zitronensaft
- ¼ TL Paprikapulver
- Salz und Pfeffer aus der Mühle zum Abschmecken
- etwas gehackte Blattpetersilie zum Dekorieren

Champignons putzen und vierteln. Zwiebel schälen und fein hacken. Knoblauch schälen und pressen. Seitan in Schnetzel schneiden und in 1 EL Öl gut anbraten. Mit Sojasoße und Paprika würzen und beiseitestellen. In einer anderen Pfanne Zwiebeln und Knoblauch in restlichem Öl goldbraun anbraten. Champignons kurz mitbraten, Zitronensaft und Weißwein dazugeben und alles etwas einkochen lassen. Mit Mehl bestäuben und gut umrühren. Mit Gemüsebrühe ablöschen, Hafer Cuisine dazugeben und auf kleiner Flamme kurz köcheln lassen. Mit Salz und Pfeffer abschmecken und zum Schluss das Seitan unterheben. Zürcher Geschnetzeltes mit der Beilage auf Tellern anrichten und mit Petersilie dekorieren.

Für eine einfache Rösti raspeln Sie rohe Kartoffeln, würzen diese mit etwas Salz, Muskatnuss, Rosmarin und Pfeffer und braten sie in einer Pfanne mit Pflanzenöl auf beiden Seiten goldbraun und kross an.

Vegane Ersatzprodukte

Gern gebe ich Ihnen noch eine kleine Übersicht über die wichtigsten pflanzlichen Alternativen mit auf den Weg, die Sie in der veganen Küche verwenden können. In der Tabelle finden Sie links das tierische Produkt und auf der rechten Seite den pflanzlichen Ersatz. Bevor ich vegan wurde, habe ich geglaubt, dass es sehr schwierig (wenn nicht gar unmöglich) sei, geeignete Alternativen für meine Lieblinge wie Butter, Milch, Eier und Käse zu finden. Das war ein großer Irrtum.

Die Liste erhebt keinen Anspruch auf Vollständigkeit. Ich bin überzeugt, dass es noch ganz viele tolle Produkte auf dem Markt gibt, die ich noch nicht kenne.

Herkömmliches Produkt	Pflanzliches Produkt
Milch	Soja-, Hafer-, Reis-, Mandel-, Dinkel-, Haselnuss-, Hanf- und Quinoadrink, Kokosmilch
Joghurt	Sojajoghurt
Rahm (Sahne)	Hafer Cuisine, Soja Cuisine, Reis Cuisine und Kokos Cuisine
Butter	pflanzliche Margarine, pflanzliche Öle, Kokosfett
Eier	Je nach Verwendung: Tofu, Sojamehl, Apfelmus, Bananen, Johannisbrotkernmehl, Guarkernmehl, Kichererbsenmehl, Maismehl, Kartoffelstärke[1]
Käse	Je nach Verwendung: Mandelmus, Cashewmus, Hefeflocken, Semmelbrösel, gemahlene oder geröstete Nüsse, veganer Käse[2]
Honig	Ahornsirup, Agavendicksaft, Maissirup, Reissirup, Zuckerrübensirup, Dattelsirup, Löwenzahnsirup, Birnen- oder Apfeldicksaft
Fleisch	Tofu, Seitan, Linsen, Kichererbsen, Tempeh, Lupine, Soja, Pilze
Fisch	Algen
Gelatine	Agar-Agar

1 z. B. Rührei: Seidentofu; Kuchen: Sojamehl
2 z. B. Reibekäse: geröstete Pinienkerne mit Hefeflocken fein mahlen

Mein Schlusswort oder So habe ich es geschafft!

> »Der große Weg ist sehr einfach, aber die Menschen lieben die Umwege.«
>
> *Laotse*

Es gibt immer viele Gründe gegen etwas. Warum sollten Sie überhaupt etwas tun? Wieso sich verändern? Weshalb lieb gewonnene Gewohnheiten hinterfragen? Warum sich Gedanken machen? Wieso nicht einfach weitermachen wie bisher?

Es braucht nur einen triftigen Grund dafür! Wir können uns verändern, weil wir es wollen! Wir haben die Kraft der Unterscheidungsfähigkeit! Wir können denken, reflektieren, hinterfragen und vergleichen. Und: Wir können uns verändern! Wir sind keine rein vom Instinkt getriebene Wesen! Wir können wählen, wir müssen es nur tun. Und das betrifft auch die persönliche Entscheidung, sich vegan zu ernähren. Damit meine ich, dass Ihr persönliches Motiv darüber entscheidet, ob Ihre Umstellung tatsächlich gelingt oder ob Sie bereits nach einer Woche an der wohlriechenden Bratwurst, dem knusprigen Spiegelei, dem sämigen Joghurt oder am leckeren Käsebrötchen »scheitern«.

Ich weiß, wovon ich hier schreibe. Bevor ich begann, mich vegan zu ernähren, habe ich jahrelang als Vegetarierin gelebt. Ich habe mich mit dieser Entscheidung gut gefühlt. Aber ich muss gestehen, dass ich im Grundsatz wohlwollend – also zu meinen Gunsten – die Tatsache einfach ignoriert habe, dass sowohl das Ei dem Huhn als auch die Milch der Kuh und der Honig der Biene weggenommen werden. Und dass es gar nicht nur darum geht, nicht zu töten, sondern grundsätzlich niemanden auf dieser Welt leiden zu lassen!

Ich habe mich deshalb dazu entschieden, dass ich es nicht mehr zulassen möchte, dass in meinem Namen gefangen, gezüchtet, gequält und gemordet wird. Denn ob bewusst oder unbewusst, habe ich mit jedem Einkauf eines tierischen Produktes genau diesem Verhalten stillschweigend zugestimmt. Diese Erkenntnis traf mich wie ein Pfeil mitten ins Herz. Und das war gut so, denn von diesem Moment an hatte ich meinen Grund, meine persönliche Motivation für eine vegane Ernährung und keine Ausreden oder Ausflüchte mehr dagegen.

Ich habe noch am selben Tag meine gesamte Küche und die kleine Vorratskammer auf den Kopf gestellt und sämtliche tierische Produkte aussortiert und in eine Tüte gepackt, die ich an Menschen verschenkt habe, die nicht auf tierische Produkte verzichten wollen. Seit diesem Zeitpunkt habe ich kein Produkt tierischen Ursprungs gekauft. Und es fühlt sich einfach hervorragend an!

Mir war klar, dass ich mich weder langsam noch versuchsweise an die Veränderung herantasten kann. Denn entweder ist »mein« Grund stichhaltig genug, dann braucht es keine Rechtfertigungen und keine Vorwände mehr. Falls diese doch auftauchen, stimmt die innere Haltung, die innere Überzeugung noch nicht zu 100 Prozent. Dann ist das unbefriedigende Gefühl, etwas zu verpassen oder auf etwas verzichten zu müssen, immens! Unser Geist, unser Denken, unsere Sichtweisen und Gewohnheitsmuster richten sich dann automatisch immer nur auf das, was wir alles nicht mehr haben können, und wir übersehen, was alles möglich ist. Wir leben permanent in einer Mangelmentalität, haben Angst, etwas zu verpassen, zu kurz zu kommen und nur verzichten zu müssen. Dass diese innere Haltung unglücklich und unzufrieden macht, ist vorprogrammiert.

Der Grund, weshalb viele Menschen scheitern, nicht nur bei einer Ernährungsumstellung, sondern ganz allgemein beim Erreichen ihrer Ziele, ist, dass ihnen der tatsächliche Sinn oder der Nutzen und somit die alles entscheidende Motivation fehlt.

Viele Menschen wollen einfach mehr Geld, mehr Zeit, mehr Liebe, mehr Konsumgüter, einfach mehr, möglichst von allem! Aber wofür genau? Was machen sie konkret damit? Was bringt ihnen das? Was ist der Grund dafür? Das ist die Frage! Wenn Sie diese Fragen wirklich offen und ehrlich beantworten können, werden Sie Ihre Ziele erreichen, egal, was Sie sich vorgenommen haben!

In diesem Sinne wünsche ich Ihnen ganz viel Klarheit, Bewusstsein und Lebensfreude auf Ihrem Weg!

Herzlichst Ihre
Sandy Taikyu Kuhn Shimu

Danksagung

Dankbarkeit ist ein Ausdruck der Wertschätzung und der Verbundenheit. Ich bedanke mich ganz herzlich bei Heidi und Markus Schirner für ihre Offenheit und ihr Vertrauen meiner Person und meinen Projekten gegenüber. Lieben Dank an Katja Hiller, meiner geschätzten Lektorin, die sich immer wieder auf neue Abenteuer mit mir einlässt und mich dabei stets kompetent kritisch hinterfragt und wertvoll unterstützt. Ein großes Dankeschön an meinen geliebten Mann, der an meiner Seite den spirituellen Weg bedingungslos mitgeht!

Mögen wir uns mit allen fühlenden Wesen verbinden und glücklich, zufrieden und frei sein. Herzlichen Dank!

Literaturempfehlungen

Campbell, T. Colin: China Study: Die wissenschaftliche Begründung für eine vegane Ernährungsweise. Systemische Medizin 2011.

Campbell, T. Colin: InterEssen: Ernährungswissenschaft zwischen Ökonomie und Gesundheit (in Zusammenarbeit mit Howard Jacobson) Systemische Medizin 2014.

Kaplan, Helmut F.: Leichenschmaus. Ethische Gründe für eine vegetarische Ernährung. Books on Demand 2011.

Zur Autorin

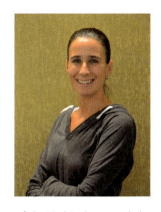

Sandy Taikyu Kuhn Shimu, ist Autorin und Lehrerin für asiatische Lebens- und Bewegungskünste. Sie entwickelte das WU LIN Prinzip sowie eine eigene Beratungsmethodik, das WU LIN Coaching und ist Mitbegründerin der WU LIN Organisation und der WU LIN Zen-Linie. Sie legt großen Wert auf die Verbindung und die Anwendbarkeit der traditionellen Lehren in der Praxis und im modernen Alltag.

www.taikyu.ch
blog.taikyu.ch
www.wulin.ch/volketswil

Bildnachweis

Bilder von der Bilddatenbank www.shutterstock.com
Schmuckelemente auf allen Seiten: # 216555283 (© wow.subtropica), # 138527972 (© faitotoro), # 182040560 (© lalan), # 210187381 (© wow.subtropica), # 137954246 (© Olga Lyubkina)
Fotografien
S. 8: # 264393101 (© Tomas Florian), S. 14: # 301239971 (© taweesak thiprod), S. 23: # 206503537 (© kongsky), S. 29: # 292193420 (© Yulia Grigoryeva), S. 35: # 173275577 (© Maridav), S. 38: # 216662917 (© maoyunping), S. 40: # 137954246 (© Olga Lyubkina), S. 43: # 223772641 (© blueeyes), S. 49: # 126187640 (© gpointstudio), S. 60: # 123421084 (© Drew Rawcliffe), S. 64: # 72431554 (© Apollofoto), S. 69: # 301871300 (© Suwan Wanawattanawong), S. 72: # 224217514 (© ALEXANDER LEONOV), S. 75: # 267497981 (© sarsmis), S. 80: # 238030846 (© pumpuija), S. 82: # 127804211 (© stockcreations), S. 82: 193517975 (© Marina Bolsunova), S. 84: # 228855718 (© Brent Hofacker), S. 86: # 298243196 (© oxyzay), S. 88: # 117103768 (© Brent Hofacker), S. 90: # 106308716 (© CGissemann), S. 92: # 259212758 (© pamuk), S. 95: # 109011353 (© tacar), S. 97: # 293918897 (© naito8), S. 98: # 60153787 (© Margoe Edwards), S. 100: # 108964754 (© hjochen), S. 103: # 217649485 (© Christian Jung), S. 104: # 45680089 (© stockstudios)

Weitere Titel der Autorin erschienen im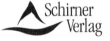

Stark aus der inneren Mitte
Frühstücken im Zen-Geist (Buch)
978-3-8434-5084-3

Buddha@work
Den Berufsalltag gelassen und achtsam meistern (Buch)
978-3-8434-1147-9

Im Jetzt!
Das Wunder der Gegenwart (Kartenset)
978-3-8434-9065-8